ALLA CONQUISTA DELLO SVEZZAMENTO

LA GUIDA MAGICA PER GENITORI E GIOVANI ESPLORATORI

DI

VIOLA COSTA

INTRODUZIONE

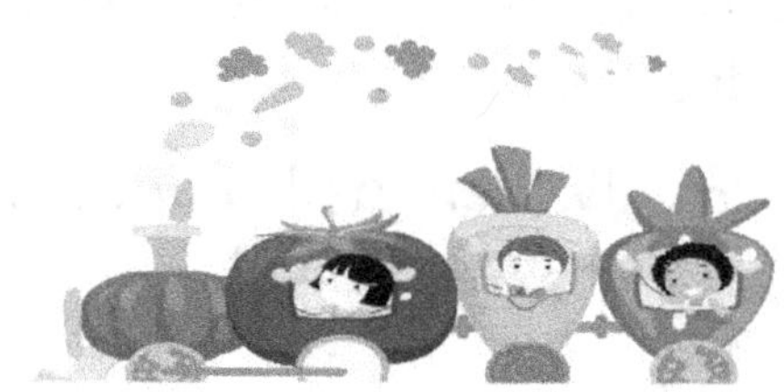

Lo svezzamento è una fase importante nello sviluppo del bambino. È un viaggio incantato in cui viene introdotto gradualmente ai nostri piccoli, cibo solido, cibo fresco,

oltre al latte materno o al latte artificiale. Questa transizione richiede attenzione e cura, poiché il piccolo inizia a sperimentare nuovi sapori, consistenze e alimenti. Lo svezzamento avviene tipicamente tra i 4 e i 6 mesi di età, ma il momento esatto può variare da bambino a bambino.

Dal punto di vista medico, l'inizio dello svezzamento dovrebbe essere basato su segnali di prontezza del bambino, come la capacità di stare seduto con un sostegno, la diminuzione del riflesso di estrusione della lingua e l'interesse per il cibo solido. Solitamente, l'introduzione inizia con cibi semplici come purea di frutta o verdura, cereali per l'infanzia o purea di carne, offerti con un cucchiaio. Man mano che il bambino si abitua ai sapori e alle consistenze, si possono introdurre progressivamente una varietà di alimenti, inclusi cibi proteici, latticini e cereali integrali.

È importante consultare un pediatra prima di iniziare lo svezzamento. Il pediatra valuterà la crescita e lo sviluppo del bambino e fornirà consigli personalizzati sulla tempistica e sulle scelte alimentari appropriate. Durante le visite di controllo pediatrico regolari, il medico monitorerà da vicino il progresso del bambino, risponderà alle domande dei genitori e offrirà orientamenti sulla dieta equilibrata, l'introduzione dei potenziali allergeni e il soddisfacimento delle esigenze nutrizionali.

Esistono diversi metodi di svezzamento, ognuno con le sue caratteristiche e approcci. Ecco alcuni dei principali metodi di svezzamento:

Svezzamento Tradizionale: Questo metodo prevede l'introduzione di cibi diversificati in forma di pappa omogeneizzata o purea. Si inizia con alimenti a basso rischio allergico come cereali, frutta e verdura, seguiti da proteine e altri alimenti. L'obiettivo è abituare gradualmente il bambino ai sapori e alle consistenze dei cibi solidi.

Baby-Led Weaning (Svezzamento a Led del Bambino): Questo approccio promuove l'autonomia del bambino nell'esplorare i cibi solidi fin dall'inizio. Si inizia offrendo pezzi di cibo morbidi e adatti alle manine del bambino, consentendogli di mangiare da solo. Questo metodo mira a sviluppare le abilità motorie e la consapevolezza alimentare del bambino.

Svezzamento Combinato: Questo metodo combina l'uso di pappa omogeneizzata con l'introduzione di cibi solidi. Si possono alternare i pasti di pappa con momenti in cui il bambino mangia cibi a pezzi. L'obiettivo è offrire una varietà di consistenze e stimolare la masticazione.

Svezzamento Guidato dai Genitori: In questo metodo, i genitori scelgono quando e come introdurre nuovi cibi in base alle esigenze del bambino. Si può iniziare con cibi semisolidi o a pezzi, a seconda dello sviluppo del bambino e della sua capacità di masticare e deglutire.

Svezzamento a Gruppi di Alimenti: Questo metodo prevede l'introduzione dei cibi in gruppi, ad esempio iniziando con i cereali, quindi aggiungendo le verdure, le proteine e infine la frutta. Ciò consente di monitorare le reazioni del bambino e individuare eventuali allergie o intolleranze. Svezzamento Vegetariano/Vegano: Questo approccio riguarda l'introduzione di cibi solidi in una dieta vegetariana o vegana. È importante assicurarsi che il bambino riceva tutti i nutrienti necessari, come ferro, calcio e proteine, attraverso una varietà di fonti vegetali.

Indipendentemente dal metodo scelto, è fondamentale seguire alcune linee guida generali per uno svezzamento sicuro ed equilibrato. Introdurre un nuovo alimento alla volta aiuta a individuare eventuali reazioni allergiche. Si dovrebbero evitare cibi ad alto rischio di soffocamento, come noci intere o caramelle. Inoltre, è importante offrire cibi nutrienti e vari, stimolando una dieta sana fin dai primi passi nell'alimentazione solida.

ALIMENTI DA EVITARE: miele, zucchero raffinato, sale e il pesce con alti livelli di mercurio, tipo: Pesce spada e Tonno rosso, il pesce è una dei primi alimenti a dare allergia. Le scelte più sicure sono il Salmone e la Trota.

Inoltre, da evitare per non rischiare il soffocamento: Cibi piccoli e duri o appiccicosi: uva intera, noci intere e caramelle.

"Svezzamento Sicuro: Guida Pratica per Introdurre Cibi Solidi in Modo Graduale e Sicuro"

Il taglio sicuro nello svezzamento è un passo cruciale nel garantire una transizione senza intoppi verso una dieta solida per il tuo bambino. Questo processo coinvolge l'introduzione di cibi più strutturati e ben tagliati, adatti alle piccole bocche e alle gengive sensibili del tuo piccolo esploratore.

In genere, il taglio sicuro può iniziare intorno ai 7-8 mesi, quando il bambino ha sviluppato abbastanza controllo motorio per afferrare e masticare pezzi più piccoli. Questa fase è solitamente caratterizzata dal passaggio dalla pappa omogeneizzata a pasti con consistenza variabile. È importante ricordare che ogni bambino è un individuo unico; quindi, è essenziale prestare attenzione alle sue abilità e segnali di prontezza.

Man mano che il tuo bambino cresce e sviluppa ulteriori abilità motorie, puoi gradualmente introdurre alimenti tagliati in pezzi ancora più piccoli, come cubetti morbidi di frutta, verdura o proteine. Questo progresso

Fino all'età di 12-18 mesi, quando il tuo piccolo avrà migliorato la sua abilità di masticazione e ingestione, puoi concentrarti su cibi ben cotti e morbidi per garantire la sicurezza e la facilità nella deglutizione. Assicurati di evitare cibi duri o piccoli oggetti che potrebbero causare soffocamento.

Esempio di taglio sicuro sui cibi:

Banana (6 mesi): Schiaccia la banana con una forchetta o tagliala a pezzetti piccoli e morbidi.

Avocado (6 mesi): Rimuovi il nocciolo e schiaccia la polpa, o tagliala a cubetti morbidi.

Pera (6 mesi): Rimuovi il torsolo e taglia a cubetti o fette sottili.

Mela (6 mesi): Rimuovi il torsolo e taglia a fette sottili o a cubetti piccoli.

Carciofo (8 mesi): Rimuovi le spine esterne e taglia il cuore a pezzi morbidi.

Zucca (6 mesi): Rimuovi la buccia, taglia a cubetti e cuoci fino a renderla tenera.

Patata (6 mesi): Sbuccia e taglia a cubetti piccoli, cuoci fino a renderla morbida.

Carota (6 mesi): Sbuccia e taglia a bastoncini sottili o a rondelle sottili.

Cetriolo (6 mesi): Sbuccia, rimuovi i semi e taglia a bastoncini o fette sottili.

Piselli (8 mesi): Cuoci i piselli e schiacciali leggermente con una forchetta.

Fagiolini (8 mesi): Sbuccia i fagiolini, taglia a pezzi piccoli e cuoci fino a renderli teneri.

Spinaci (8 mesi): Cuoci gli spinaci e tagliali a pezzetti piccoli.

Broccoli (8 mesi): Cuoci i broccoli e tagliali a piccoli fiori.

Zucchine (6 mesi): Sbuccia, taglia a rondelle sottili e cuoci fino a renderle tenere.

Melanzane (8 mesi): Sbuccia, taglia a cubetti e cuoci fino a renderle tenere.

Rapa (8 mesi): Sbuccia e taglia a cubetti o bastoncini.

Peperone (8 mesi): Rimuovi semi e nervature, taglia a strisce o pezzi piccoli.

Asparagi (8 mesi): Sbuccia la parte inferiore e tagliali a pezzi piccoli.

Pesca (8 mesi): Rimuovi il nocciolo e taglia a pezzetti morbidi.

Kiwi (8 mesi): Sbuccia e taglia a fette sottili o a cubetti.

Anguria (8 mesi): Rimuovi semi e buccia, taglia a cubetti o strisce lunghe.

Mango (8 mesi): Rimuovi la buccia e taglia a pezzetti morbidi.

Papaya (8 mesi): Rimuovi semi e buccia, taglia a cubetti.

Piselli (8 mesi): Cuoci i piselli e schiacciali leggermente con una forchetta.

Fragole (8 mesi): Rimuovi il picciolo e taglia a pezzetti o fettine.

Ciliegie (10 mesi): Rimuovi il nocciolo e taglia a pezzetti o mezze.

Uva (10 mesi): Rimuovi semi e taglia a metà o quarti.

Arancia (10 mesi): Sbuccia e dividi in spicchi.

Mandarino (10 mesi): Sbuccia e dividi in spicchi.

Pesca (8 mesi): Rimuovi il nocciolo e taglia a pezzetti morbidi.

Ananas (10 mesi): Rimuovi la buccia e taglia a cubetti piccoli.

Pomodoro (8 mesi): Rimuovi semi e taglia a cubetti o spicchi.

Cocomero (10 mesi): Rimuovi semi e buccia, taglia a cubetti o strisce lunghe.

Mirtilli (10 mesi): Taglia a metà o lasciali interi se sono sufficientemente piccoli.

Riso (6 mesi): Cuoci e schiaccia con una forchetta

Avena (6 mesi): Cuoci e schiaccia con una forchetta o taglia a pezzi piccoli.

Quinoa (8 mesi): Cuoci e schiaccia con una forchetta

Orzo (8 mesi): Cuoci e schiaccia con una forchetta o taglia a pezzi piccoli.

Farro (8 mesi): Cuoci e schiaccia con una forchetta

Couscous (8 mesi): Cuoci e schiaccia con una forchetta

Pollo (8 mesi): Cuoci il pollo fino a renderlo tenero e taglialo a pezzetti piccoli, evitando parti dure o ossa.

Tacchino (8 mesi): Cuoci il tacchino fino a renderlo tenero e taglialo a pezzetti piccoli, evitando parti dure o ossa.

Manzo (8 mesi): Cuoci il manzo fino a renderlo tenero e taglialo a pezzetti piccoli, evitando parti dure o ossa.

Maiale (8 mesi): Cuoci il maiale fino a renderlo tenero e taglialo a pezzetti piccoli, evitando parti dure o ossa.

Agnello (8 mesi): Cuoci l'agnello fino a renderlo tenero e taglialo a pezzetti piccoli, evitando parti dure o ossa.

Pesce (8 mesi): Cuoci il pesce in modo che si sbricioli facilmente con una forchetta e rimuovi eventuali spine, poi taglialo a pezzetti piccoli.

Ricorda sempre di seguire le indicazioni del pediatra del tuo bambino e di monitorare attentamente la reazione del bambino a nuovi cibi. Prima di introdurre qualsiasi alimento, assicurati che sia adatto all'età del bambino e che sia preparato in modo appropriato per evitare rischi di soffocamento.

su come tagliarli in modo sicuro per il bambino, indicando anche da quale mese sono generalmente introdotti:

<u>Consigli per uno Svezzamento Sicuro:</u>

Osserva i Segnali di Prontezza: Ascolta il tuo bambino e cerca segnali di prontezza, come la capacità di stare seduto da solo e l'interesse per il cibo solido. Rispetta i suoi tempi individuali.

Consistenza Adeguata: Inizia con alimenti ben cotti e pappa omogeneizzata. Uomo

Dimensioni e Forme: Taglia i cibi in pezzi adeguati alle sue abilità di masticazione e deglutizione. Opta per cubetti morbidi o strisce sottili che sono facili da afferrare.

Varietà Nutrizionale: Introduci gradualmente una vasta gamma di cibi, inclusi cereali, frutta, verdura e proteine. Offri colori, sapori e nutrienti diversi per promuovere una dieta equilibrata.

Monitora le Reazioni: Osserva attentamente la reazione del tuo bambino a nuovi cibi. Tieni traccia di eventuali allergie, intolleranze o disagi digestivi e consulta il medico se necessario.

Introduzione Graduale: Un cibo nuovo alla volta è una buona pratica per identificare eventuali reazioni indesiderate. Introduci nuovi alimenti con almeno alcuni giorni di intervallo.

Alimenti Ben Cotti: Scegli cibi ben cotti e morbidi per facilitare la masticazione e la deglutizione. Riduci il rischio di soffocamento evitando cibi duri, piccoli oggetti o alimenti appiccicosi.

Attenzione alle Allergie: I cibi ad alto rischio di allergie, come le uova e l'arachide, possono essere introdotti gradualmente dopo i 6 mesi. Consulta il pediatra per una guida specifica.

Idratazione: Offri sempre acqua pulita in piccole quantità durante i pasti. Mantenere il tuo bambino idratato è essenziale per una corretta digestione.

Pazienza e Consistenza: Ogni bambino ha il suo ritmo. Sii paziente e coerente nel presentare nuovi cibi. L'obiettivo è creare una relazione positiva con il cibo fin dall'inizio.

La tua guida completa per un'esperienza di svezzamento sicura, divertente e nutriente!

Nota: Le informazioni fornite sono a scopo informativo e non sostituiscono il parere medico. Consulta sempre il medico o un esperto in nutrizione infantile prima di apportare cambiamenti nella dieta del tuo bambino.

Consigli pratici:

1 Non fidiamoci degli omogenizzati. Tutti noi abbiamo i nostri supermercati di fiducia, dove troviamo ottima carne, frutta e verdura. Se facciamo per noi la spesa in questi supermercati perché non farla anche per i nostri piccoli? Un omogenizzato non è più controllato come crediamo, è solo un insieme di tutto, è tutto omogeneo. Noi genitori, dovremmo puntare nel fargli scoprire le varie consistenze del cib, non mischiare di tutto e di più. Piuttosto prendiamo del cibo fresco cotto a vapore e schiacciamolo, tritiamolo e non necessariamente frullato, proprio per fargli sentire più sapori.

2 Il nostro piccolo se non frulliamo il cibo e lasciamo i pezzi non mangia niente. Quando iniziamo lo svezzamento iniziamo a proporgli i pezzi giocando con loro e facendoglieli scoprire da soli, è vero forse li butteranno subito per un certo periodo e quindi frulleremo tutto proprio per farli mangiare subito, ma così tarderemo il loro svezzamento e la loro curiosità nello scoprire cibi nuovi. Mangiamo le loro stesse identiche cose per un po' e giochiamo con loro all'inizio.

3 Il calcio non è solo nei formaggi, latte e yogurt. Il calcio è in tanti altri alimenti che non siano anche grassi saturi, esempio: Alimenti a Base di Latte di Mandorla o Soia Fortificati:** Scegli alternative al latte vaccino, come il latte di mandorla o di soia, che sono fortificate con calcio e vitamina D.

4. **Verdure a Foglia Verde Scuro:** Spinaci cotti, bietole, broccoli e cavolo riccio sono ricchi di calcio. Cuocere bene per garantire una migliore assimilazione del calcio.

5. **Legumi:** Fagioli, ceci, lenticchie e piselli sono buone fonti di calcio. Puoi prepararli come zuppe, purè o aggiungerli a piatti di cereali.

6. **Tofu:** Il tofu è una fonte vegetale di calcio. Puoi cucinarlo in modo creativo, come nel tofu saltato o nel tofu alla griglia.

7. **Trota e Salmone dai 7 mesi:** sono ricchi di calcio. Assicurati che siano ben puliti.

8. **Uova:** Le uova sono una fonte di calcio, soprattutto se il tuorlo è cucinato in modo da renderlo sicuro per il bambino. 6+ mesi e ben cotte.

Quando il bambino non ha i molari: è importante offrire pezzi di cibo sicuri e facilmente masticabili. Taglia il cibo in piccoli pezzi, adatti alla bocca del bambino, come strisce sottili o cubetti morbidi. Cucina verdure, frutta e carne fino a renderli teneri e facilmente schiacciabili tra le gengive. Lascia che il bambino esplori il cibo con le mani e supervisiona sempre il consumo.

È consigliabile evitare di dare il latte poco prima dei pasti principali, in quanto potrebbe ridurre l'appetito del bambino per il cibo solido. Tuttavia, il latte può essere somministrato come parte di uno spuntino o dopo il pasto. Assicurati che il bambino consumi una varietà di cibi solidi ricchi di nutrienti per soddisfare le sue esigenze di crescita fagli scoprire il cibo come un gioco per abituarlo a non avere sempre il latte come prima e farlo uscire dalla comfort zone.

Ultimo e non per importanza.

Quando il bambino rifiuta il seggiolone, è importante rimanere pazienti e flessibili. Potrebbe essere una fase di adattamento. Offri un'atmosfera positiva, mettendo cibi interessanti davanti a lui anche fatti con formine, piatti colorati e magari anche della musica rilassante, (**sconsigliato tablet, telefoni e tv**) Coinvolgilo nel processo, facendolo toccare e esplorare il cibo. Prova a creare un'esperienza divertente e rilassante a tavola. Rispetta i segnali di fame e sazietà del bambino. Se dovesse continuare a piangere, potrebbe non essere pronto per il pasto in quel momento. Assicurati che non sia stanco o infastidito da altre cause. Mantieni una routine rilassata e progressivamente introduci il seggiolone in modo positivo. Se la situazione persiste, consulta il pediatra per escludere problemi di salute.

E ora buona lettura e buon viaggio nel:

ALLA CONQUISTA DELLO SVEZZAMENTO

LA GUIDA MAGICA PER GENITORI E GIOVANI ESPLORATORI

Capitolo 1 Il Segreto dell'Albero delle Pappe

Il Misterioso Albero Incantato

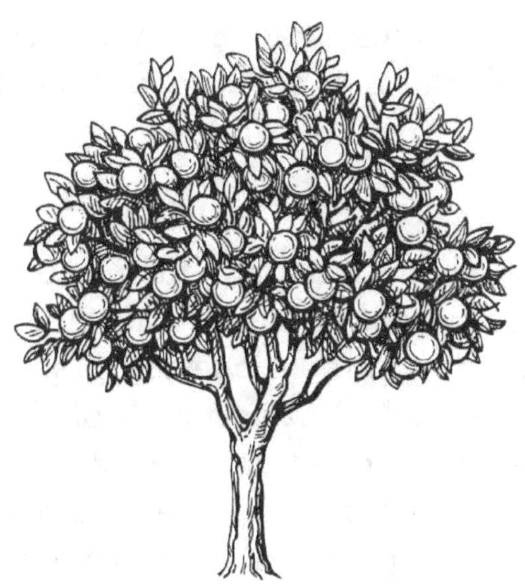

In un remoto villaggio, nascosto tra i boschi, c'era un albero magico e misterioso noto come "L'Albero delle Pappe." La sua fama si diffondeva come una leggenda, poiché si diceva che le sue foglie racchiudessero il segreto dello svezzamento perfetto per i piccoli. I genitori e gli abitanti del villaggio rimanevano affascinati da questa storia tramandata da generazioni.

Un giorno, una giovane mamma di nome Isabella decise di esplorare la leggenda dell'Albero delle Pappe per il bene del suo piccolo Alessio, che aveva appena iniziato lo svezzamento. Armata di coraggio, si avventurò nei boschi incantati, guidata dai racconti degli anziani.

Giunti al cospetto dell'imponente albero, Isabella e Alessio furono accolti da una luce fioca e magica. Le foglie dell'albero erano di un verde brillante e, a ogni soffio del vento, sembravano sussurrare dolci consigli su come nutrire il piccolo Alessio durante la fase di svezzamento.

Il primo consiglio dell'albero incantato fu quello di iniziare lo svezzamento gradualmente e con ingredienti semplici. Isabella imparò che l'introduzione dei cibi solidi doveva essere lenta, con un'attenzione particolare a frutta, verdura e cereali. L'albero suggerì di cominciare con pappine di frutta omogeneizzata e puree di verdure per abituare gradualmente il piccolo al gusto dei nuovi alimenti.

La seconda saggezza dell'Albero delle Pappe era quella di sperimentare con ingredienti diversi. Isabella capì che l'arte dello svezzamento non era solo una questione di nutrire il corpo del suo bambino, ma anche di stimolare la sua mente. Così, con creatività e amore, iniziò a mescolare frutta e verdura in combinazioni straordinarie, come mele e spinaci, carote e pere, creando piatti colorati e invitanti.

Il terzo insegnamento dell'albero magico riguardava l'importanza di mantenere la consistenza adatta all'età del bambino. Man mano che Alessio cresceva, Isabella imparò a modificare la consistenza delle pappe, passando dalle puree a cibi più solidi e tagliati a pezzetti. Questo avrebbe aiutato il suo piccolo a sviluppare la capacità di masticare e a essere autosufficiente nel mangiare.

L'ultimo segreto dell'Albero delle Pappe era l'importanza di condividere i pasti in famiglia. Isabella scoprì che coinvolgere Alessio durante i pasti in famiglia aiutava a creare un legame speciale e a instaurare sane abitudini alimentari sin dalla giovane età. Questo incoraggiava Alessio a esplorare nuovi sapori e a sviluppare una relazione positiva con il cibo.

Isabella e Alessio tornarono al villaggio portando con sé le preziose lezioni dell'Albero delle Pappe. Condivisero queste conoscenze con gli altri genitori, diffondendo il segreto magico dello svezzamento sano e felice.

E così, nel corso del tempo, la fama dell'Albero delle Pappe si diffuse in tutto il regno, e il villaggio divenne un luogo di incontro per i genitori desiderosi di sperimentare la magia dello svezzamento istruttivo e delizioso.

E ogni volta che la brezza soffiava tra le foglie dell'albero incantato, sembrava che trasmettesse un dolce ringraziamento per aver condiviso il suo segreto con il mondo.

Ricette consigliate dall'Albero delle Pappe dai 6 mesi in su.

Pappina del Bosco: frullato di mirtilli, banane e yogurt naturale per una carica di vitamine e antiossidanti.

Crema di Zucca Magica: purea di zucca con una spruzzata di olio d'oliva e una spolverata di cannella per un tocco di dolcezza.

Orto delle Meraviglie: una miscela colorata di carote, piselli e patate dolci al vapore, condita con una noce di burro.

Cuore di Riso: riso integrale cotto con salsa di pomodoro spinaci frullati e dadini piccoli piccoli di mozzarella fresca per un piatto completo e gustoso.

I consigli dell'Albero delle Pappe si dimostrarono fondamentali per tante famiglie, che trovarono nel loro percorso di svezzamento un'avventura ricca di sapori, colori e sorrisi. La magia dello svezzamento si intrecciò con la realtà, portando gioia e nutrimento a tutti i bambini del villaggio e oltre, grazie al potere di un albero incantato e all'amore di una madre.

Il Bambino Curioso e la Scoperta del Libro Magico

Quella stessa notte, mentre il villaggio era avvolto nel sonno, un evento straordinario avvenne nella casa di

Isabella e Alessio. Mentre Isabella raccontava al piccolo una fiaba sulle stelle, un libro polveroso e misterioso apparve improvvisamente sulla mensola. Si illuminò con una luce incantevole, attirando l'attenzione di Alessio. Con curiosità negli occhi, afferrò il libro magico e iniziò a sfogliarlo, rivelando pagine piene di ricette magiche per lo svezzamento.

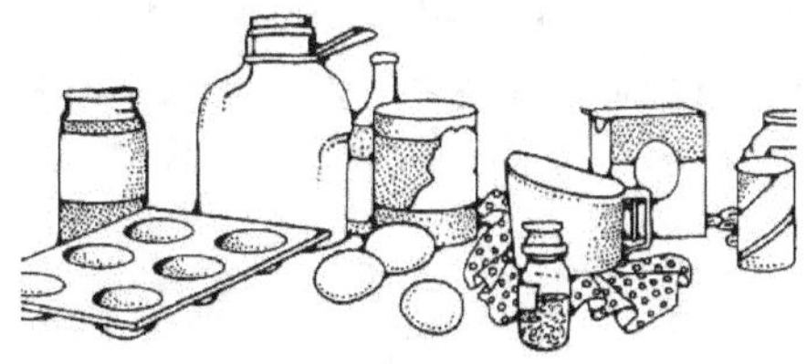

Le ricette erano suddivise per l'età del bambino, per soddisfare ogni fase della crescita. Era come se il libro conoscesse ogni bisogno e desiderio di Alessio. Le prime pagine presentavano le ricette per neonati, con puree leggere e delicate fatte di frutta e verdura fresca. Isabella rimase incantata, poiché le ricette offrivano anche consigli preziosi su come presentare i cibi al bambino e su cosa fare in caso di reazioni allergiche.

Avanti nelle pagine, il libro magico presentava ricette per i bambini più grandi, con l'introduzione di cibi più solidi e saporiti. Ci sono state proposte innovative combinazioni di ingredienti per stimolare il palato di Alessio e incoraggiarlo a esplorare sapori nuovi e diversi. Dal riso colorato alle crocchette di verdure, ogni piatto sembrava una magica avventura culinaria.

Le ricette magiche del libro erano accompagnate da saggi consigli per i genitori. **Uno di questi consigli** suggeriva di coinvolgere il bambino nella preparazione dei pasti, incoraggiandolo a toccare, annusare e gustare gli ingredienti in modo giocoso. Ciò avrebbe stimolato la curiosità di Alessio e lo avrebbe reso più aperto a provare nuovi cibi.

Un altro suggerimento prezioso era quello di variare i sapori e le consistenze delle pietanze, evitando di offrire sempre gli stessi alimenti. Isabella capì che questa diversità avrebbe contribuito a creare un rapporto positivo con il cibo e avrebbe favorito una dieta equilibrata.

Il libro magico conteneva anche istruzioni per creare pasti bilanciati, garantendo un apporto adeguato di proteine, carboidrati e grassi essenziali per la crescita di Alessio. Isabella apprese l'importanza di offrire cibi ricchi di nutrienti, evitando i cibi trasformati e troppo zuccherati.

Dopo aver esplorato le ricette e i consigli del libro magico, Isabella si rese conto che lo svezzamento di Alessio non doveva essere solo un momento di nutrimento fisico, ma anche un'opportunità per nutrire la sua mente e il suo spirito curioso. Quel libro misterioso era diventato un compagno fidato nel viaggio di Alessio verso la scoperta del cibo e del mondo che lo circondava.

Ricette magiche del Libro Magico:

Pappe delle Stelle (Età: 6-8 mesi)

Ingredienti: mele dolci e pere mature.

Preparazione: sbucciare e tagliare a pezzetti le mele e le pere. Cuocere fino a quando diventano morbide e frullare il tutto. Aggiungere un filo di olio extravergine d'oliva per un tocco di bontà.

Polpette dell'Arcobaleno (Età: 6-10 mesi)

Ingredienti: patate dolci, carote, piselli e petto di pollo cotto.

Preparazione: tritare finemente le verdure e il pollo cotto. Mescolare insieme e formare delle polpette. Cuocere al forno fino a doratura a 180° statico

Avventura di Quinoa (Età: 10-12 mesi)

Ingredienti: quinoa, zucchine, peperoni e feta sbriciolata.

Preparazione: cuocere la quinoa e aggiungere le verdure tagliate a dadini cotte a vapore. Mescolare con la feta sbriciolata e un filo d'olio.

Con il libro magico tra le mani e il cuore colmo di gratitudine per il dono di questa scoperta, Isabella e Alessio erano pronti per iniziare un viaggio incantato di nutrimento e scoperta insieme. E così, nella loro casetta accogliente, il profumo di sapori magici riempì l'aria, mentre il bambino curioso e la mamma amorevole si immergevano nella magia dello svezzamento istruttivo e gioioso.

Il Viaggio nel Bosco delle Mele Danzanti

Dopo aver imparato i segreti dello svezzamento dal libro magico, Isabella e Alessio sentirono crescere la curiosità di esplorare ulteriormente il mondo magico delle mele. Si narra che nel cuore del Bosco delle Mele Danzanti, una terra incantata nascosta tra le montagne italiane, esistesse un antico albero di mele dalle proprietà straordinarie. Decisero di intraprendere un viaggio avventuroso per scoprire questo luogo magico.

Equipaggiati con cestini per la raccolta delle mele e il loro spirito avventuroso, madre e figlio si misero in viaggio verso il nord dell'Italia. Lungo la strada, passarono per alcuni dei luoghi più suggestivi del paese, come la Valle d'Aosta, famosa per i suoi paesaggi montani mozzafiato, e il Lago di Garda, una delle gemme più preziose d'Italia.

Finalmente, raggiunsero il Bosco delle Mele Danzanti, un luogo incantato circondato da alberi fioriti e un profumo dolce di mele mature nell'aria. L'antico albero di mele al centro del bosco sembrava emanare una luce fioca e invitante, quasi come se volesse dare il benvenuto a Isabella e Alessio. Sotto l'ombra dell'albero magico, madre e figlio iniziarono a raccogliere mele di diverse varietà, ognuna con il suo gusto e aroma unico. Trovarono mele croccanti come la Golden Delicious, dolci e succose come la Red Delicious e aromatiche come la Fuji. Ogni albero sembrava danzare con la brezza, come se volesse festeggiare la visita dei nuovi ospiti. Durante la loro avventura, incontrarono una saggezza locale, la Signora Nonna Maria, che li guidò attraverso il processo di selezione e raccolta delle mele migliori.

Con affetto, Nonna Maria suggerì a Isabella e Alessio di cercare mele mature e senza difetti, evitando quelle troppo mature o ammaccate. La raccolta delle mele fu un momento di condivisione e gioia, poiché madre e figlio riempirono i loro cestini con la generosità del Bosco delle Mele Danzanti.

Nonna Maria rivelò anche le proprietà magiche delle mele, offrendo consigli per preparare gustose ricette che stimolassero l'appetito di Alessio e lo aiutassero nella crescita. Mostrò loro come creare dolci e salate leccornie, bilanciando la dolcezza delle mele con altre delizie culinarie.

Ricette magiche del Bosco delle Mele Danzanti:

Croccanti Muffin alle Mele (Età: 10-12 mesi)

Ingredienti: farina integrale 200gr, mele grattugiate, uvetta, uova e yogurt naturale.

Preparazione: mescolare gli ingredienti insieme e cuocere in piccoli stampi per muffin fino a doratura forno statico 180°.

Barchette di Mele con Formaggio (Età: 12-18 mesi)

Ingredienti: mele tagliate a metà, formaggio cremoso

Preparazione: svuotare delicatamente il centro delle mele e riempirle con formaggio cremoso, tutto a crudo.

Pancakes di Mele (Età: 18-24 mesi)

Ingredienti: mele grattugiate, farina di avena 200gr, 1 uova latte q.b e cannella se piace.

Preparazione: mescolare gli ingredienti per formare un impasto che non sia né liquido e né consistente, cuocere i pancakes in padella antiaderente.

Crostatine di Mele e Marmellata (Età: 24+ mesi)

Ingredienti: pasta sfoglia, mele a fette e marmellata di lamponi. Preparazione: ritagliare la pasta sfoglia in cerchi e farcire con mele a fette e una cucchiaiata di marmellata. Cuocere fino a doratura a 180°. Dopo aver trascorso giorni nel Bosco delle Mele Danzanti e aver appreso la magia delle mele, Isabella e Alessio tornarono a casa portando con sé una nuova consapevolezza culinaria e un tesoro di gustose ricette.

Questa avventura magica aveva rafforzato il legame tra madre e figlio e aveva reso lo svezzamento di Alessio ancora più speciale, rendendo il viaggio del bambino curioso e la scoperta del libro magico un'esperienza indimenticabile, di seguito vi suggeriamo dei luoghi da visitare pieni di alberi di mele:

Alto Adige (Südtirol): questa regione situata al confine con l'Austria è famosa per i suoi vasti frutteti, tra cui numerosi alberi di mele. Puoi visitare i frutteti nella Val Venosta o nella Val Pusteria per un'esperienza immersiva tra gli alberi carichi di mele.

Trentino: proprio a sud dell'Alto Adige, la regione del Trentino offre bellissimi paesaggi di montagna punteggiati da alberi di mele.

Visita la Valle dei Mòcheni o la Val di Non per scoprire le antiche tradizioni legate alla coltivazione delle mele.

Lombardia: la provincia di Bolzano e il lago di Garda offrono una vista spettacolare degli alberi di mele in fiore.

Potrai immergerti nella bellezza del paesaggio e gustare le prelibatezze locali a base di mele.

Veneto: nella regione del Veneto, puoi esplorare le colline del Montello, dove gli alberi di mele sono coltivati in modo tradizionale. Visita una delle fattorie locali per assaggiare il famoso succo di mele fresche.

Emilia-Romagna: nelle valli dell'Appennino emiliano, puoi trovare alberi di mele tra splendidi paesaggi verdi.

La Valle del Reno è una delle aree più famose per la coltivazione di mele.

Piemonte: nella zona nord-occidentale dell'Italia, il Piemonte è un'altra regione con una lunga tradizione nella coltivazione di mele. La Val Pellice e la Val Chisone sono alcune delle valli piemontesi dove potrai ammirare i frutteti di mele.

Campania: nella regione della Campania, puoi visitare la zona di Avellino, in particolare la Valle Caudina, dove sono coltivate le famose mele annurche. Qui potrai ammirare i frutteti di mele e degustare i prodotti locali a base di questa deliziosa varietà. Sicilia: anche in Sicilia, è possibile trovare alcune zone con coltivazioni di mele, come l'entroterra delle province di Catania e Palermo.

Visita le località di Bronte o Castelbuono per scoprire gli alberi di mele e le loro particolari caratteristiche.

Lazio: nella regione del Lazio, nella provincia di Viterbo, potresti trovare alcune coltivazioni di mele, specialmente in aree montane come la zona dei Monti Cimini. Qui potrai ammirare paesaggi incantevoli e gustare prodotti locali a base di mele.

Calabria: nella regione della Calabria, potresti trovare mele coltivate in alcune zone montane come la Sila, situata tra le province di Cosenza, Catanzaro e Crotone. Esplora la Sila e scopri gli alberi di mele e le loro varietà locali.

Sebbene la coltivazione delle mele sia più concentrata nel nord Italia, queste regioni del sud offrono comunque alcune opportunità per scoprire la magia degli alberi di mele e degustare prodotti locali a base di questa deliziosa frutta. Buon viaggio alla scoperta dei frutteti del sud Italia!

Questi luoghi ti offriranno l'opportunità di immergerti nell'atmosfera magica dei frutteti di mele, scoprendo le varie varietà, partecipando alla raccolta e degustando deliziosi prodotti locali a base di mele. Buon viaggio alla scoperta del mondo delle mele in Italia!

L'Incontro con il Saggio Nutrizionista

Dopo il viaggio emozionante nel Bosco delle Mele Danzanti, Isabella e Alessio tornarono al villaggio con il cuore colmo di gioia e nuove conoscenze sullo svezzamento magico. Mentre condividevano le loro avventure con gli amici del villaggio, venne loro detto di un famoso Saggio Nutrizionista, un esperto in materia di alimentazione per bambini, che risiedeva nelle profondità delle montagne vicine.

Incuriosita, Isabella decise di incontrare il Saggio Nutrizionista per approfondire ulteriormente il suo sapere e ricevere preziosi consigli per il percorso di svezzamento di Alessio. Con il suo piccolo al seguito, si avventurò lungo un sentiero tortuoso e selvaggio, guidati dal prezioso libro magico e dalla voglia di arricchire la loro esperienza di genitori.

Dopo giorni di cammino, Isabella e Alessio raggiunsero la dimora del Saggio Nutrizionista, un'antica casa circondata da un rigoglioso giardino di erbe aromatiche e alberi da frutto. La saggezza emanava dalle pareti, e una sensazione di pace e armonia pervase madre e figlio mentre si avvicinavano all'entrata.

Il Saggio Nutrizionista, un uomo dal volto saggio e dai capelli argentati, li accolse con un sorriso gentile. I suoi occhi brillavano di saggezza mentre guardava Isabella e Alessio con affetto. Si offrì di sedersi insieme in un'accogliente stanza con vista sul giardino, circondati dalla natura rigogliosa.

Isabella espresse il suo desiderio di fornire il miglior percorso di svezzamento per Alessio e condivise il loro viaggio nel Bosco delle Mele Danzanti. Il Saggio Nutrizionista ascoltò con attenzione e apprezzò il desiderio di Isabella di avvicinare lo svezzamento in modo sano e istruttivo.

Con calma e saggezza, il Saggio Nutrizionista iniziò a condividere il suo sapere. Sottolineò l'importanza di offrire una varietà di alimenti sani per garantire un adeguato apporto di nutrienti per la crescita di Alessio.

Raccomandò di includere nella dieta del bambino una combinazione di frutta, verdura, cereali integrali, proteine e latticini per garantire un equilibrio nutrizionale completo.

Il Saggio Nutrizionista mise l'accento sulle proprietà benefiche delle mele, elogiando Isabella per aver scoperto le loro meravigliose qualità. Suggerì di integrare le mele nella dieta di Alessio in modo creativo, utilizzandole sia per pietanze dolci che salate.

Consigli del Saggio Nutrizionista ai genitori:

Esplorare il mondo del cibo insieme al bambino: Coinvolgere il piccolo nella scelta e preparazione dei pasti è un modo efficace per stimolare la sua curiosità e accrescere il suo interesse verso il cibo.

Attenzione alla presentazione: giocare con colori e forme dei cibi può rendere l'esperienza di mangiare più divertente e coinvolgente per il bambino. Tagliare le mele a fette sottili o utilizzare stampini per creare forme fantasiose può renderle ancora più allettanti.

Non forzare il bambino a mangiare: rispettare il suo appetito naturale e non forzarlo a finire tutto nel piatto. Lasciare che esplori i cibi a suo ritmo e seguire i suoi segnali di sazietà.

Crea un ambiente positivo intorno al cibo: evitare di utilizzare il cibo come ricompensa o punizione. Creare un ambiente rilassato e piacevole durante i pasti, favorendo una relazione sana con il cibo fin da piccoli.

Amici dello Svezzamento e la Rivelazione del Segreto dell'Albero delle Pappe

Isabella e Alessio condividevano entusiasmo e felicità per il loro viaggio nel Bosco delle Mele Danzanti e l'incontro con il Saggio Nutrizionista. A poco a poco, altri genitori si unirono a loro, affascinati dai racconti delle loro avventure e desiderosi di apprendere i segreti dello svezzamento magico.

Così grazie a questo libro, nacque un gruppo di genitori, uniti da un comune interesse per il benessere e la crescita dei loro piccoli. Si incontravano regolarmente per condividere le proprie esperienze, preoccupazioni e, soprattutto, per imparare gli uni dagli altri. Questo speciale circolo di amici dello svezzamento divenne il punto di riferimento per tutti i genitori del villaggio.

Un giorno, durante uno di questi incontri, Isabella decise di svelare il segreto dell'Albero delle Pappe a tutti gli amici dello svezzamento. Con il libro magico in mano e il cuore colmo di gratitudine, raccontò loro dell'avventura magica nel Bosco delle Mele Danzanti, dell'incontro con il Saggio Nutrizionista e delle preziose ricette con mele che avevano imparato. Gli amici dello svezzamento ascoltavano con attenzione e affetto, incantati dalla storia e desiderosi di imparare ancora di più. Isabella li invitò a sperimentare con le ricette magiche e a condividere le loro esperienze. Ogni genitore portava il proprio tocco personale e nuove combinazioni di ingredienti, creando una ricca varietà di pietanze saporite e nutrienti per i loro piccoli.

Il gruppo iniziò a organizzare laboratori di cucina condivisa, dove i genitori si aiutavano a vicenda nella preparazione dei pasti per i loro bambini. I piccoli si univano ai loro genitori in questo processo creativo, imparando a conoscere e apprezzare il cibo in un ambiente allegro e inclusivo.

Con il passare del tempo, gli amici dello svezzamento scoprirono altri segreti magici dell'Albero delle Pappe. Scoprirono che le foglie dell'albero potevano essere essiccate e utilizzate per creare tisane rilassanti e nutrienti per i loro bambini. Queste tisane magiche aiutavano i piccoli a dormire sonni tranquilli e a calmarsi nei momenti di stress.

Il segreto dell'Albero delle Pappe era diventato una forza unificante per il gruppo, creando un legame speciale tra genitori e figli. L'amore per la cucina e la nutrizione li aveva avvicinati, facendo crescere un senso di comunità e condivisione tra le famiglie del villaggio.

Consigli per genitori dai "Maghi dello Svezzamento":

Sperimentate con ingredienti freschi e di stagione: utilizzare frutta e verdura fresca e di stagione permette di offrire cibi sani e ricchi di nutrienti ai vostri piccoli. Favorite il consumo di acqua: introdurre gradualmente l'acqua nella routine dei pasti è importante per insegnare ai bambini l'importanza dell'idratazione. Rendete i pasti un'esperienza piacevole: creare un'atmosfera rilassata e piacevole durante i pasti aiuta i bambini a sviluppare una relazione positiva con il cibo.

Ricette Magiche dei "Maghi dello Svezzamento":

Smoothie (Età: 8-10 mesi)

Ingredienti: banana, kiwi, fragole e yogurt naturale.

Preparazione: frullare insieme la frutta con lo yogurt fino a ottenere una consistenza omogenea.

Pasta formato piccola con Zucchine e Salsa di pesto (Età: 10-12 mesi)

Ingredienti: cuocere la pasta,

le zucchine tagliate a piccoli pezzi cotte a vapore e salsa di pesto senza aglio.

Preparazione: saltare la pasta con le zucchine in una padella, condire con la salsa di pesto e aggiungere un filo d'olio.

Muffin di Carote e Cocco (Età: 12-18 mesi)

Ingredienti: carote grattugiate, farina di cocco 300gr, uova e latte q.b

Preparazione: mescolare gli ingredienti e cuocere in stampini per muffin fino a doratura a 180° statico.

Con il segreto dell'Albero delle Pappe rivelato e la forza di un gruppo unito, gli amici dello svezzamento avrebbero affrontato ogni fase della crescita dei loro piccoli con amore, cura e un tocco magico.

Mentre il sole tramontava sul villaggio, il profumo di felicità e di ricette magiche riempiva l'aria, mentre genitori e bambini si preparavano ad affrontare un nuovo giorno di avventure culinarie e nutrizionali insieme.

E così, la loro storia di svezzamento istruttivo, gustoso e magico continuò a intrecciarsi, diventando una testimonianza del potere dell'amore e della condivisione nella crescita dei più piccoli.

Capitolo 2 "Il Bambino che Voleva Crescere Grande e Forte"

Il desiderio del bambino di diventare grande come un gigante.

Nel villaggio, un nuovo personaggio entrò in scena: un bambino vivace di nome Marco. Con i suoi grandi occhi scintillanti e il sorriso contagioso, Marco aveva un desiderio speciale nel cuore.

Ogni sera, prima di andare a dormire, guardava le stelle nel cielo e sussurrava un desiderio segreto: "Voglio crescere grande come un gigante e diventare forte come un leone!"

La madre di Marco, Martina, lo osservava con affetto e si chiedeva come potesse aiutare il suo piccolo a realizzare il suo sogno. Quella notte, mentre tutti dormivano, Martina ricordò le storie magiche dell'Albero delle Pappe e decise di chiedere consiglio al gruppo degli amici dello svezzamento.

Il giorno dopo, durante il loro consueto incontro, Martina raccontò a Isabella e agli altri genitori il desiderio speciale di Marco. Gli amici dello svezzamento erano colpiti dalla determinazione del bambino e desiderosi di aiutare. Condivisero le loro esperienze e consigli su come promuovere la crescita sana e forte dei loro piccoli.

Il Saggio Nutrizionista, con il suo sguardo saggio, suggerì a Martina di focalizzarsi su alimenti ricchi di proteine, calcio e altri nutrienti essenziali per la crescita. Raccomandò di introdurre nella dieta di Marco cibi come carne magra, pesce, uova, lenticchie, formaggio e yogurt, tutti preziosi alleati per favorire una crescita sana e robusta.

Così, Martina iniziò a creare nuove ricette magiche per Marco, usando ingredienti speciali per stimolare la sua crescita. Con l'aiuto degli amici dello svezzamento, sviluppò pietanze deliziose e nutrienti che Marco adorava.

Ricette Uniche

Pollo alle Erbe e Limone (Età: 12-18 mesi)

Ingredienti: petto di pollo, olio d'oliva, prezzemolo fresco, succo di limone vitamina C.

Preparazione: cuocere il petto di pollo tagliato a piccoli pezzi con olio d'oliva, aggiugngere succo di limone con un po' di zucchero e cuocere fino a cottura completa.

Lasagne alle Verdure (Età: 18-24 mesi)

Ingredienti: pasta per lasagne, zucchine, melanzane, spinaci e besciamella.

Preparazione: preparare un sugo di verdure con zucchine, melanzane e spinaci. Alternare strati di pasta con sugo di verdure formaggio grattugiato e besciamella. Cuocere in forno fino a doratura a 170° statico

Frittata Proteica (Età: 24+ mesi)

Ingredienti: uova, prosciutto cotto a dadini, formaggio e pomodori.

Preparazione: mescolare le uova con prosciutto cotto e formaggio. Aggiungere pomodori a dadini e cuocere in padella fino a doratura.

Ecco alcuni consigli per evitare il rischio di soffocamento durante l'alimentazione:

Tagliare il cibo in pezzetti piccoli: assicurarsi di tagliare il cibo in pezzi piccoli e facilmente gestibili per il bambino. Evitare di dare pezzi grandi o cibi interi che potrebbero essere difficili da masticare o ingoiare.

Supervisione costante: tenere sempre d'occhio il bambino durante i pasti e assicurarsi che mangi in modo sicuro e corretto. Evitare di lasciare il bambino incustodito mentre mangia.

Evitare cibi duri e appiccicosi: evitare di somministrare cibi duri come caramelle o cibi appiccicosi come caramelle gommose che potrebbero causare soffocamento.

Incoraggiare la masticazione lenta: insegnare al bambino a masticare lentamente e a deglutire il cibo prima di prendere il boccone successivo. Questo aiuta a ridurre il rischio di soffocamento.

Insegnare il "modo sicuro di mangiare": aiutare il bambino a capire il "modo sicuro di mangiare" insegnandogli a tenere la bocca chiusa mentre mastica e a deglutire il cibo prima di parlare o ridere.

Evitare cibi tondi e piccoli: evitare cibi interi come uva, ciliegie o uvetta che sono tondi e possono essere facilmente ingeriti interi. Meglio tagliarli in pezzi piccoli. Evitare giocare o correre durante i pasti: assicurarsi che il bambino sia seduto in modo corretto e concentrato durante i pasti, evitando di giocare o correre con il cibo in bocca.

Formazione di base sui Primi Soccorsi: essere preparati in caso di emergenza. Conoscere le basi del Primo Soccorso può essere fondamentale in situazioni di soffocamento.

Seguendo questi consigli e prestando attenzione costante, è possibile garantire un ambiente sicuro durante i pasti e prevenire il rischio di soffocamento.

L'alimentazione dovrebbe essere un'esperienza positiva e piacevole per il bambino e la famiglia, e la sicurezza è essenziale per rendere i pasti un momento felice e salutare.

Oltre alle ricette ricordiamoci di far praticare attività fisica all'aria aperta ai nostri bimbi. Anche facendo giochi semplici: giocare a nascondino, correndo dietro alla palla fare lunghe passeggiate e soprattutto non dimentichiamoci di divertirci con loro, tornando anche noi bambini. Questo non solo contribuirà a mantenere i nostri figli attivi e in salute, ma creerà anche ricordi preziosi in famiglia.

L'incontro con la Fata della Crescita nella Foresta Incantata

Dopo aver vissuto l'emozionante avventura del "Bambino che Voleva Crescere Grande e Forte", Isabella il piccolo Alessio e questa volta anche il loro Papà Andrea, si preparavano per una nuova scoperta magica. Si sentivano attratti da una misteriosa leggenda che circolava nel villaggio: la presenza di una Fata della Crescita nella Foresta Incantata.

I genitori avevano raccontato storie di questa enigmatica Fata che appariva ai bambini desiderosi di crescere sani e forti.

Si diceva che avrebbe offerto consigli preziosi e un aiuto magico per aiutare i piccoli a crescere nel modo migliore possibile. Isabella, con il suo spirito curioso e amorevole, decise di intraprendere un nuovo viaggio insieme ad Alessio, alla ricerca della Fata della Crescita.

La Foresta Incantata era un luogo incantevole e misterioso, con alberi dai colori vivaci e animali che sembravano parlare tra di loro. Madre e figlio camminavano con cautela, seguendo un sentiero dorato che sembrava indicare la strada verso la Fata.

Dopo un lungo cammino, finalmente, videro una luce sfavillante tra le fronde degli alberi. Avanzando con il cuore in gola, si ritrovarono davanti a una creatura di bellezza straordinaria: la Fata della Crescita.

La Fata aveva lunghi capelli dorati che sembravano riflettere i raggi del sole e ali di farfalla color arcobaleno. Con un sorriso gentile, accoglie Isabella e Alessio nel suo mondo magico. Le loro paure e ansie si sciolsero istantaneamente, poiché si sentivano avvolti da un calore rassicurante.

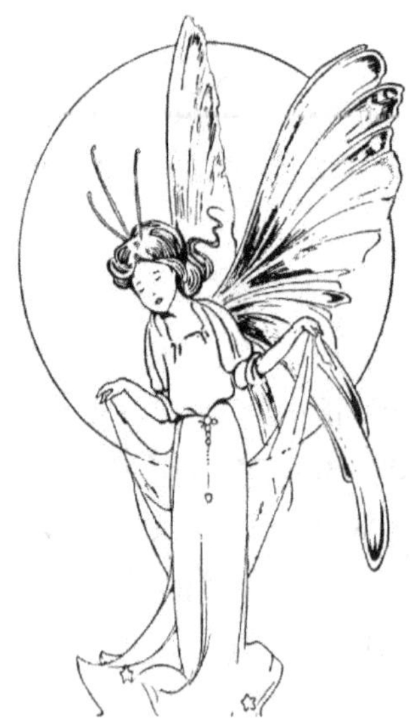

La Fata della Crescita guardò amorevolmente Alessio e disse: "Piccolo tesoro, vedo il tuo desiderio di crescere forte e sano come un leone. Posso aiutarti a realizzare il tuo sogno, ma ricorda, la vera crescita proviene da dentro di te. Mangia con amore e gratitudine, e il tuo corpo risponderà con una crescita sana e felice. "Isabella ascoltò attentamente le parole della Fata e capì che la crescita del suo bambino non dipendeva solo dalla quantità di cibo, ma anche dalla qualità e dall'amore con cui veniva preparato e condiviso.

La Fata della Crescita continuò: "Nella tua avventura di svezzamento, ricorda di sperimentare con cibi diversi, offrendo al tuo piccolo una varietà di sapori e colori. Ogni boccone è un passo verso la crescita, quindi rendilo speciale e gustoso!"

Isabella annuì, riconoscendo l'importanza dell'esplorazione e della creatività nella cucina dello svezzamento. Si rese conto che poteva coinvolgere Alessio nella scelta e nella preparazione dei pasti, rendendo l'esperienza ancora più significativa per entrambi.

"Non dimenticare di nutrire il suo spirito", disse la Fata. "Gioca con lui, raccontagli storie magiche e condividi momenti speciali insieme. L'amore e l'affetto sono ingredienti preziosi per la crescita di un bambino."

Isabella capì che la crescita non riguardava solo il corpo, ma anche la mente e il cuore. Decise di dedicare ancora più tempo e attenzione a costruire ricordi dolci e magici con Alessio. La Fata della Crescita consegnò a Isabella un piccolo libro dorato, contenente ricette magiche per la crescita sana di Alessio.

Ogni ricetta era creata con amore e con la consapevolezza dei nutrienti essenziali per il suo sviluppo.

Ricette della Fata della Crescita:

Minestrone dai mille colori (Età: 10-12 mesi)

Ingredienti: patate, carote, zucchine, cipolle, piselli e pomodori.

Preparazione: tagliare le verdure a dadini e cuocerle in una pentola con brodo vegetale fino a cottura completa.

Polpettine di Quinoa e Spinaci (Età: 12-18 mesi)

Ingredienti: quinoa cotta, spinaci tritati, uova e parmigiano grattugiato.

Preparazione: mescolare gli ingredienti insieme e formare delle polpettine. Cuocere in forno o in padella fino a doratura.

Crostata alle Mele e Mirtilli (Età: 18+ mesi)

Ingredienti: pasta brisée, mele a fette e mirtilli freschi.
Preparazione: stendere la pasta brisée in una tortiera,
farcire con le mele a fette e i mirtilli e cuocere in forno a
180° statico fino a doratura.

La prova della Fata: superare le sfide per dimostrare il coraggio e la determinazione

Il viaggio magico di Isabella, Alessio e il loro papà,
Andrea, continuò con il ricordo vivido dell'incontro con
la Fata della Crescita. Ogni giorno, padre e figlio
imparavano nuove ricette magiche e nuovi modi per
rendere lo svezzamento un'esperienza entusiasmante e
nutriente. Isabella era grata per la presenza amorevole
di Andrea, che si era unito a loro nel desiderio di fornire
al piccolo Alessio il meglio.

Un giorno, durante un'escursione nella Foresta
Incantata, la famiglia si imbatté in una serie di prove
misteriose. La Fata della Crescita aveva lasciato indizi per
metterli alla prova e dimostrare il loro coraggio e
determinazione nel percorso dello svezzamento.

La prima prova fu quella dell'Albero delle Mele Danzanti.
La Fata aveva detto loro che l'Albero poteva offrire frutti
magici che contribuivano alla crescita sana e felice di
Alessio.

Ma per ottenere questi frutti speciali, dovevano superare un percorso di labirinti e prove di abilità.

Isabella, Alessio e Andrea si guardarono negli occhi e si presero per mano, pronti ad affrontare la sfida insieme. Ogni passo era una prova di fiducia reciproca e della forza del loro legame familiare. Superarono il labirinto, saltarono ostacoli e persino ballarono con le Mele Danzanti, dimostrando il loro coraggio e il desiderio di crescere insieme, sani e forti.

La seconda prova li portò a una cascata incantata, dove la Fata aveva nascosto una pozione segreta per la crescita. Ma per raggiungerla, dovevano attraversare un fiume impetuoso.

Andrea e Isabella unirono le loro forze, costruendo un ponte di rami e foglie, assicurandosi che Alessio fosse al sicuro durante il passaggio.

Superato il fiume, raggiunsero la cascata e trovarono la pozione magica. Era un mix di frutta fresca e spezie aromatiche che contribuivano alla salute e alla crescita dei bambini.

Isabella e Andrea si guardarono con orgoglio, sapendo di aver superato la prova grazie al loro spirito di squadra e amore per il loro piccolo.

L'ultima prova era un puzzle enigmatico nascosto tra gli alberi. Dovevano risolverlo per svelare il messaggio finale della Fata della Crescita. Isabella, con la sua intuizione e conoscenza del mondo incantato, risolse il puzzle con cura e attenzione.

Quando le ultime tessere si unirono, si aprì una porta segreta che portava al cuore della Foresta Incantata. Dietro quella porta, incontrarono nuovamente la Fata della Crescita, che sorrideva con orgoglio e soddisfazione. Avevano superato le prove, dimostrando il loro coraggio, la determinazione e l'amore per Alessio. "Avete dimostrato di essere una famiglia straordinaria, capace di affrontare qualsiasi sfida con amore e dedizione", disse la Fata con voce gentile. "Il vostro cammino di svezzamento è illuminato dalla magia dell'amore familiare, e sono certa che Alessio crescerà come un albero robusto e fruttuoso, grazie all'affetto e alla cura che gli offrite. "Andrea, Isabella e Alessio si scambiarono abbracci felici, ringraziando la Fata della Crescita per l'opportunità di crescere insieme in modo magico e avventuroso. Con un sorriso, la Fata mise un braccialetto magico sul polso di Alessio, simbolo della sua crescita straordinaria e del coraggio dimostrato.

Ricordo di famiglia: Un'altra ricetta magica

Per celebrare il superamento delle prove e la crescita della famiglia, Isabella, Andrea e Alessio tornarono al villaggio, dove prepararono insieme una deliziosa ricetta di Pancake all'Avena e Banana. Questa ricetta magica era un simbolo dell'amore e dell'unione della famiglia, e ogni morso era un dolce ricordo di questa avventura straordinaria.

Ricetta Magica dei Pancake all'Avena e Banana:

Ingredienti: farina d'avena, latte, banana matura, uova e un pizzico di cannella.

Preparazione: frullare insieme la farina d'avena, il latte, la banana e le uova fino a ottenere una consistenza liscia. Aggiungere un pizzico di cannella per un tocco magico. Cuocere il composto in una padella antiaderente fino a doratura.

Consigli preziosi per la crescita: Nutrire con amore: offrite al vostro bambino cibo con amore e gratitudine, creando un legame speciale tra cibo e amore familiare.

Affrontare le sfide insieme: superate le sfide del percorso di crescita come una famiglia unita, dimostrando coraggio e determinazione. Sperimentare con amore: siate creativi nella preparazione dei pasti, coinvolgendo il bambino nella scelta e nella preparazione dei cibi.

L'importanza dell'amore familiare: nutrite il vostro bambino con l'amore e l'affetto della famiglia, creando ricordi dolci e magici che lo accompagneranno per sempre.

Con la Fata della Crescita nel cuore e il papà Andrea al loro fianco, Isabella e Alessio continuarono il loro viaggio di svezzamento magico, affrontando ogni sfida e avventura con amore, coraggio e determinazione.

La magia segreta della pozione del crescere

Nel cuore della Foresta Incantata, Isabella, Alessio e Andrea incontrarono una misteriosa creatura chiamata "L'Alchimista delle Stagioni." L'Alchimista era un essere saggio e misterioso che custodiva la "Pozione del Crescere", un magico elisir capace di promuovere la crescita sana e vigorosa dei bambini. L'Alchimista li accolse con un sorriso gentile e li invitò a scoprire i segreti della sua pozione magica. "Questa pozione", spiegò, "contiene il potere degli ingredienti preziosi raccolti dalle diverse stagioni, combinati con amore e sapienza. È una fonte di nutrimento e vitalità per i piccoli."

Per dimostrare la magia della pozione, l'Alchimista propose tre ricette di smoothie, ognuna ideale per una diversa fase dello svezzamento fino ai 24 mesi:

Smoothie di Primavera (Età: 8-10 mesi)

Ingredienti: pera dolce, carota cotta, yogurt naturale. Preparazione: frullare insieme la pera dolce e la carota cotta fino a ottenere una consistenza liscia. Aggiungere lo yogurt naturale e mescolare delicatamente.

Questo smoothie primaverile è un'ottima introduzione ai sapori nuovi e offre una miscela di vitamine e minerali essenziali per la crescita. La dolcezza della pera e la morbidezza della carota renderanno questo smoothie delizioso e facile da bere per i piccoli.

Smoothie d'Estate (Età: 12-18 mesi)

Ingredienti:

fragolafresca, banana, melone Preparazione: tagliare le fragole e la banana a pezzi, frullare insieme le fragole, la banana e il melone fino a ottenere una consistenza omogenea.

Questo smoothie estivo è ricco di antiossidanti, fibre e vitamina C. Il mix di fragola, banana e melone renderà il smoothie dolce e rinfrescante per i bambini più grandi, perfetto per affrontare le giornate calde.

Smoothie d'Autunno (Età: 20-24 mesi)

Ingredienti: mela cotta, zucca cotta, cannella.

Preparazione: cuocere la mela e la zucca fino a renderle morbide. Frullare insieme la mela, la zucca e una spolverata di cannella fino a ottenere una consistenza vellutata. Questo smoothie d'autunno è una deliziosa combinazione di sapori stagionali.

La mela e la zucca offrono una gamma di nutrienti benefici per la crescita, mentre la cannella aggiunge una nota speziata e calda. Con le tre ricette di smoothie magici, l'Alchimista insegnò loro l'arte di combinare ingredienti sani e gustosi per creare pozioni nutrizionali per i loro bambini. Ogni smoothie era una celebrazione della natura e delle diverse stagioni, portando il dono di crescita e salute a ogni sorso. Infine, l'Alchimista regalò loro una speciale bottiglia dorata contenente la "Pozione del Crescere". L'elisir magico li accompagnerebbe nel loro viaggio di svezzamento, nutrendo il corpo e lo spirito di Alessio.

La lezione preziosa: scoprire che essere grandi e forti significa anche essere sani e felici.

Nel prosieguo del viaggio magico di svezzamento, Isabella, Alessio e Andrea continuarono a scoprire le preziose lezioni della crescita e dell'amore familiare. Ogni giorno, insieme a nuove ricette e avventure, imparavano il significato più profondo di essere grandi e forti. Una giornata di sole, mentre passeggiavano nella Foresta Incantata, incontrarono una creatura misteriosa chiamata "Il Guardiano della Felicità". Questo affascinante essere irradiava gioia e serenità, e sembrava custodire un segreto speciale.

"Il segreto per essere grandi e forti", disse il Guardiano con una voce calda, "è anche essere sani e felici. La felicità è la chiave per una crescita equilibrata e soddisfacente. "Isabella, Alessio e Andrea si guardarono negli occhi, consapevoli che la felicità era un ingrediente prezioso per il benessere e la crescita del bambino. Il Guardiano della Felicità li guidò attraverso le tre lezioni preziose della felicità:

La gioia del gioco e dell'esplorazione:

Il Guardiano insegnò loro l'importanza di giocare e scoprire il mondo insieme. I bambini imparano attraverso il gioco e l'esplorazione, sviluppando abilità motorie, cognitive e sociali essenziali per la crescita.

L'importanza del tempo di qualità:

Il Guardiano li esortò a dedicare del tempo di qualità insieme, creando momenti speciali di condivisione e affetto. Questi momenti nutrono il legame familiare e trasmettono un senso di sicurezza e amore ai bambini.

La magia dell'umorismo e del sorriso:

Il Guardiano disse che il sorriso e l'umorismo sono come pozioni magiche per il cuore. Ridere insieme e trovare momenti di leggerezza e allegria contribuisce alla felicità e al benessere generale di tutta la famiglia.

Con le preziose lezioni del Guardiano, Isabella e Andrea compresero che essere grandi e forti significava anche essere sani e felici. La crescita non era solo una questione di crescita fisica, ma anche di crescita mentale ed emotiva. Ogni passo del viaggio di svezzamento era un'opportunità per sviluppare il corpo, la mente e l'anima di Alessio. Le ricette magiche erano un mezzo per esplorare nuovi sapori e ingredienti sani, ma era il potere dell'amore familiare e della felicità che davvero faceva la differenza nella crescita di Alessio.

Il Guardiano della Felicità offrì loro una piccola scatola incantata, che conteneva un dono speciale: una pozione del sorriso. Questa pozione magica li aiuterebbe a ricordarsi di coltivare la felicità e la gioia nel loro viaggio di svezzamento e nella loro vita familiare.

Capitolo 3 Il Viaggio Incantato nel Regno delle Delizie

La Mappa Magica per Raggiungere il Regno delle Delizie

Un mattino radioso, Isabella e Alessio si svegliarono con l'emozione di un nuovo viaggio incantato. La Foresta Incantata aveva un nuovo segreto da svelare: il "Regno delle Delizie". Si diceva che questo luogo magico fosse ricco di prelibatezze e sapori straordinari, un vero paradiso per i cuochi e gli amanti del cibo. Il papà, Andrea, era partito per una giornata di lavoro, ma nonostante la sua assenza, il cuore era pieno di amore per la moglie e il figlio, sapendo che li avrebbe sempre sostenuti nei loro viaggi incantati.

Armata di coraggio e curiosità, Isabella prese in mano la mappa magica che aveva ricevuto dalla Fata della Crescita. La mappa mostrava una serie di incantevoli sentieri, ognuno segnato da un simbolo unico, che avrebbero dovuto seguire per raggiungere il Regno delle Delizie. Il primo simbolo sulla mappa era una piccola foglia d'acero, che indicava un percorso attraverso una foresta dorata. Isabella e Alessio seguirono il sentiero, scoprendo tesori nascosti come mirtilli succosi. Questi gustosi ingredienti sarebbero stati perfetti per una ricetta speciale da preparare più tardi.

Il secondo simbolo sulla mappa era una spilla a forma di ciambella, che li condusse verso un prato coperto di fiori profumati. Tra le margherite e i papaveri, Isabella e

Alessio scoprirono fragole rosse e profumate. Questi deliziosi frutti sarebbero stati l'ingrediente principale della prossima ricetta magica.

Il terzo simbolo sulla mappa era una piccola tazza di cioccolata calda, che li portò in una radura accogliente, circondata da alberi di cacao. Qui, Isabella e Alessio trovarono cacao in polvere di alta qualità e cioccolato fondente. Questi ingredienti avrebbero dato un tocco magico alla ricetta finale.

Infine, l'ultimo simbolo sulla mappa era un cuore, che indicava una cascata di acqua cristallina. Isabella e Alessio lavarono accuratamente i loro ingredienti raccolti nella fresca acqua della cascata, ringraziando la Foresta Incantata per il suo generoso dono.

Ritornando al loro accampamento, Isabella prese un grembiule colorato e invitò Alessio a unirsi a lei nella preparazione delle ricette magiche.

Ricette dal Regno delle Delizie:

Smoothie di Fragole Incantate (Età: 8-10 mesi)

Ingredienti: fragole fresche, yogurt naturale, latte materno o formula.

Preparazione: tagliare le fragole a pezzi. Frullare insieme le fragole, lo yogurt e il latte fino a ottenere una consistenza cremosa. Servire il smoothie in una tazza magica e farlo bere al piccolo Alessio.

Cioccolata Calda delle Fate (Età: 20-24 mesi)

Ingredienti: latte intero, cacao in polvere, cioccolato fondente, zucchero di cocco.

Preparazione: in una pentola, scaldare il latte a fuoco medio. Aggiungere il cacao in polvere, il cioccolato fondente spezzettato e lo zucchero di cocco, mescolando fino a sciogliersi completamente. Versare la cioccolata calda magica in tazze incantate e gustarla insieme a un cuore ricolmo di felicità.

Mentre madre e figlio preparavano le ricette magiche, il Regno delle Delizie sembrava avvicinarsi sempre di più. Il profumo delizioso delle fragole, dei mirtilli e del cioccolato riempiva l'aria, rendendo l'atmosfera magica e avvolgente.

Infine, con le ricette magiche pronte, Isabella e Alessio si sedettero a gustare i frutti del loro viaggio incantato nel Regno delle Delizie. Ogni morso e sorso di queste prelibatezze era un simbolo di amore, nutrimento e avventura, ricordando loro che la crescita non era solo una questione di cibo, ma anche di felicità e di amore familiare.

La carrozza delle Meraviglie e il magico cavalluccio di zucchero

Mentre Isabella e Alessio continuavano il loro viaggio incantato nel Regno delle Delizie, incontrarono alcune delle amichette di Alessio e la mamma, Anna e la piccola Beatrice, che si erano unite a loro in questa avventura magica. Il cuore della famiglia si riempì di gioia e allegria, sapendo di condividere questa esperienza speciale con le persone a loro care.

All'improvviso, tra gli alberi si materializzò una carrozza scintillante trainata da un magico cavalluccio di zucchero. "Salite a bordo!", disse il cocchiere misterioso. "Vi porterò in un viaggio indimenticabile attraverso il Regno delle Delizie."

Con l'entusiasmo che brillava negli occhi dei bambini, Isabella, Alessio e le loro amichette salirono sulla carrozza delle meraviglie. Il cavalluccio di zucchero partì al galoppo, attraversando paesaggi incantati e distese di dolci golosi.

Durante il viaggio, il cocchiere magico condivise con loro alcune delle ricette segrete del Regno delle Delizie:

Biscotti Arcobaleno Magici (Età: 12-18 mesi)

Ingredienti: farina integrale, burro, zucchero di cocco, uova, lievito, vaniglia, coloranti alimentari naturali.

Preparazione: in una ciotola, mescolare la farina integrale, lo zucchero di cocco e il lievito. Aggiungere il burro fuso, le uova e la vaniglia e impastare fino a ottenere una consistenza omogenea. Dividere l'impasto in diverse porzioni e aggiungere diversi coloranti alimentari naturali a ciascuna porzione. Formare i biscotti con forme arcobaleno e cuocere in forno fino a doratura.

Smoothie Magico di Cocco e Mango (Età: 8-10 mesi)

Ingredienti: cocco fresco, mango maturo, latte di cocco.

Preparazione: grattugiare il cocco fresco e tagliare il mango a pezzi. Frullare insieme il cocco grattugiato, il mango e il latte di cocco fino a ottenere una consistenza vellutata. Servire in piccole tazze incantate.

Torta di Cioccolato e Lamponi (Età: 20-24 mesi)

Ingredienti: farina, cacao in polvere, burro, zucchero di cocco, uova, lievito, lamponi freschi.

Preparazione: in una ciotola, mescolare la farina, il cacao in polvere, lo zucchero di cocco e il lievito. Aggiungere il burro fuso e le uova e mescolare fino a ottenere un impasto liscio. Aggiungere delicatamente i lamponi freschi. Versare l'impasto in una teglia e cuocere in forno fino a cottura.

La porta segreta e l'ingresso nel Regno delle Delizie

Mentre questo bellissimo nuovo gruppo, si godeva il viaggio incantato nel Regno delle Delizie, il sole si avvicinava all'orizzonte, gettando una luce dorata sulla Foresta Incantata. Proprio quando sembrava che la giornata stesse per concludersi, Isabella notò una luce fioca provenire da un albero particolarmente maestoso.

Curiosa, disse al cocchiere di avvicinarsi all'albero e scoprì una piccola porta segreta nascosta tra le radici. Con un tocco magico della Fata della Crescita, la porta si aprì rivelando un tunnel luminoso che sembrava condurre in un luogo misterioso. Intrigata, Isabella chiamò gli altri a seguirla.

Con una certa titubanza iniziale, la famiglia decise di esplorare il tunnel incantato. Camminarono a passi lenti, e alla fine giunsero di fronte a un grande portale dorato. "Benvenuti nel Regno delle Delizie!" disse una voce melodiosa.

Isabella, Alessio, Beatrice e Anna si guardarono intorno, ammirando uno spettacolo incantevole. Il Regno delle Delizie era un mondo magico di dolci e prelibatezze, con caramelle colorate e ciambelle profumate che crescevano sugli alberi come frutti della felicità.

La guida del Regno delle Delizie, una gentile fatina chiamata Aurora, li accolse con calore. "Questo regno è un luogo speciale dove il cibo e l'amore si uniscono in una danza magica," disse Aurora.

"È un posto dove la gioia e il nutrimento si incontrano per accompagnare i bambini nel loro viaggio di svezzamento.

"Aurora condivise con loro tre ricette speciali del Regno delle Delizie:

Fiorellini di Zucchine Magici (Età: 8-10 mesi)

Ingredienti: zucchine, patate, formaggio fresco.

Preparazione: Lessare le zucchine e le patate finché saranno tenere. Schiacciare le zucchine e le patate con una forchetta fino a ottenere una consistenza morbida. Aggiungere una generosa quantità di formaggio fresco e mescolare delicatamente. Formare dei piccoli fiorellini con l'impasto e servire.

Stelline di Lenticchie e Carote (Età: 12-18 mesi)

Ingredienti: lenticchie rosse, carote, cipolla, brodo vegetale.

Preparazione: cucinare le lenticchie rosse e le carote tagliate a dadini in un brodo vegetale leggero fino a ottenere una consistenza cremosa. In una padella, soffriggere la cipolla finemente tritata e unire al composto di lenticchie e carote. Cuocere a fuoco basso fino a che le stelline avranno raggiunto una consistenza morbida e gustosa.

Sorbetto di Frutta Magico (Età: 20-24 mesi)

Ingredienti: frutta mista (fragole, lamponi, mirtilli, banane), succo di mela.

Preparazione: frullare insieme la frutta mista e il succo di mela fino a ottenere una consistenza liscia e cremosa. Versare il sorbetto di frutta in piccole coppette incantate e congelare per alcune ore. Servire come dessert fresco e sano.

Mentre preparavano queste ricette magiche, Isabella, Alessio, Anna e Beatrice comprendevano l'importanza di sperimentare con nuovi sapori e ingredienti. La guida di Aurora li incoraggiava a seguire il ritmo di Alessio, lasciandolo esplorare il cibo con curiosità e senza fretta.

(Consigli preziosi per lo svezzamento)

Esplorare con gioia: lascia che il tuo bambino esplori diversi sapori e consistenze con gioia e curiosità.

Introduzione graduale: introduci nuovi alimenti uno alla volta e osserva la reazione del tuo bambino. Ogni bambino è unico e potrebbe reagire in modo diverso a nuovi cibi.

Nutrire con amore: offri cibo al tuo bambino con amore e pazienza. Il viaggio di svezzamento è un'occasione per condividere momenti speciali di connessione e nutrimento con il tuo piccolo tesoro). Nel Regno delle

Delizie, Isabella, Alessio, Beatrice e Anna si trovarono di fronte a una serie di deliziose sfide golose da superare. Ogni sfida era un'occasione per sperimentare nuove ricette e scoprire sapori incantevoli, ma richiedeva anche attenzione e consapevolezza per garantire una crescita sana e felice di Alessio.

La prima sfida golosa fu la "Caccia al Tesoro dei Sapori". Isabella e Alessio si unirono ad altre famiglie nel Regno, e insieme dovettero scoprire gli ingredienti segreti nascosti tra gli alberi magici.

La guida di Aurora spiegò che ogni ingrediente aveva un ruolo speciale nella crescita di Alessio e che la varietà era essenziale per garantire una dieta equilibrata.

Durante la caccia al tesoro, Isabella e Alessio scoprirono diversi tipi di frutta e verdura, cereali integrali e lenticchie nutrienti. La guida suggerì di introdurre gradualmente questi nuovi alimenti nella dieta di Alessio, per consentirgli di abituarsi a nuovi sapori e consistenze.

La seconda sfida golosa fu la "Gara delle Ricette Magiche". Le famiglie furono invitate a preparare le loro ricette segrete utilizzando gli ingredienti raccolti durante la caccia al tesoro. Isabella, Alessio, Beatrice e Anna prepararono insieme tre ricette speciali.

Durante la gara, la guida di Aurora condivise preziosi **consigli istruttivi con i neogenitori:**

Bilanciare i nutrienti: assicurarsi di includere una varietà di alimenti nella dieta dei vostri piccoli per garantire un equilibrio di proteine, carboidrati, grassi, vitamine e minerali essenziali per la crescita.

Limitare il sale e lo zucchero: evitare l'aggiunta di sale e zucchero raffinato nelle ricette per il bambino. Preferire sempre fonti naturali di dolcezza come la frutta.

Cottura sana: Utilizzare metodi di cottura sani come la cottura a vapore, la cottura al forno o la grigliatura per preservare i nutrienti degli alimenti.

La terza sfida golosa fu la "Tavola dei Colori dell'Arcobaleno". Ogni famiglia era invitata a creare una tavola magica con piatti colorati e fantasiosi. Isabella e Alessio si divertirono a preparare un piatto di frutta fresca tagliata a forma di cuore e una torta di verdure colorate con formaggio a stelline.

La guida di Aurora spiegò che il colore dei cibi è spesso indicativo del contenuto nutritivo e che i colori vivaci della tavola avrebbero attirato l'attenzione di Alessio e lo avrebbero stimolato a esplorare nuovi sapori.

Alla fine delle sfide golose,

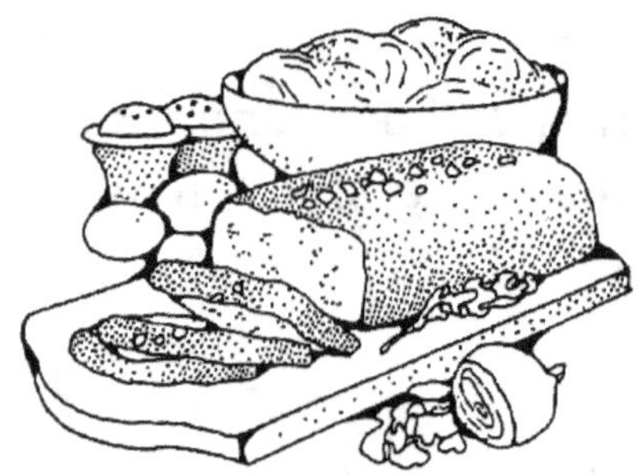

 le famiglie si riunirono per condividere le loro esperienze e i successi ottenuti. La guida di Aurora elogiò Isabella e Anna per la loro dedizione nel garantire una crescita sana e felice di Alessio e Beatrice attraverso il viaggio di svezzamento.

Ricette istruttive del Regno delle Delizie:

"Polpettine di Quinoa e Verdure Arcobaleno" (Età: 12-18 mesi)

Ingredienti: quinoa, zucchine, carote, spinaci, uova.

Preparazione: cuocere la quinoa e le verdure finché saranno morbide. Frullare insieme gli ingredienti cotti e le uova fino a ottenere un composto omogeneo. Formare delle piccole polpettine e cuocerle in forno fino a doratura.

"Pasticcini di Pere e Cannella" (Età: 8-10 mesi)

Ingredienti: pere dolci, farina integrale, cannella.

Preparazione: grattugiare le pere dolci e mescolarle con la farina integrale e la cannella. Formare piccoli pasticcini e cuocerli al forno a 180° statico fino a cottura.

"Smoothie Verde Magico" (Età: 20-24 mesi)

Ingredienti: spinaci freschi, banane mature, avocado, latte di cocco.

Preparazione: frullare insieme gli ingredienti fino a ottenere una consistenza cremosa e vellutata. Servire in tazze incantate.

L'incontro con la Regina delle Delizie e la richiesta speciale

Mentre Isabella, Alessio, Beatrice e Anna continuavano il loro viaggio nel Regno delle Delizie, giunsero di fronte a un maestoso palazzo fatto interamente di dolci. Era il regno della Regina delle Delizie, una figura leggendaria che regnava su questo magico luogo. Con il cuore pieno di emozione e curiosità, la famiglia si avvicinò al palazzo.

La Regina delle Delizie era avvolta in un'aura di dolcezza e gentilezza. Con un sorriso affascinante, accolse la famiglia e chiese loro di sedersi al suo tavolo, dove i dolci più squisiti e prelibati venivano presentati come opere d'arte.

Con grazia e maestria, la Regina delle Delizie servì a Isabella, Alessio e Anna un banchetto di delizie colorate, comprendente creme pasticcere, meringhe croccanti, torte a più piani e frutta cristallizzata. Mentre gustavano le prelibatezze, la Regina iniziò a condividere la sua saggezza sulla crescita e lo svezzamento.

"La crescita di un bambino è come la danza di una farfalla tra i fiori," disse la Regina delle Delizie. "È un processo delicato e prezioso che richiede nutrimento e amore."La Regina consigliò a Isabella e Anna di seguire alcune

linee guida preziose per garantire una crescita sana e felice:

Ascoltare il bambino: Ogni bambino ha il proprio ritmo e i propri gusti. Ascoltate attentamente i segnali di Alessio durante il viaggio di svezzamento e rispettate i suoi tempi.

Attenzione alla varietà: Offrite una vasta gamma di alimenti sani e colorati per introdurre Alessio a una dieta equilibrata.

Amore per l'arte culinaria: quando l'età lo permetterà, preparate insieme ao vostri figli le ricette magiche, creeranno un legame speciale con il bambino e lo incoraggerà ad apprezzare il cibo sano.

Dopo il banchetto, la Regina delle Delizie rivolse uno sguardo amorevole ad Alessio e disse: "Ho una richiesta speciale per voi, piccoli Beatrice Alessio. Siate sempre curiosi e coraggiosi nel vostro viaggio di crescita. Scoprite nuovi sapori e abbracciate il cibo come un dono prezioso della natura. Ricordate, il cibo è nutrimento per il corpo e per l'anima."

Alessio e Beatrice annuirono con un sorriso e la Regina delle Delizie gli consegnò un libro magico. "Questo libro è il segreto per continuare il vostro viaggio incantato," disse la Regina.

"È una raccolta di ricette e preziosi consigli sulla crescita e lo svezzamento. Vi accompagnerà in ogni passo del vostro cammino, tramandatevelo tra i vostri figli e amici."

Mentre la famiglia si preparava a lasciare il regno della Regina delle Delizie, Isabella, Alessio, Beatrice e Anna si sentivano grati per la ricchezza di conoscenze e per l'amore con cui erano stati accolti.

Con il libro magico in mano e i cuori colmi di gioia e saggezza, la famiglia tornò a casa pronta ad affrontare nuove avventure nella crescita dei loro piccoli. Il viaggio di svezzamento aveva insegnato loro che la crescita è un'esperienza magica, un incontro tra nutrimento, amore e scoperta di nuovi orizzonti. Ma anche che la strada era lunga e tortuosa ma con l'amore si arriva sempre dove si vuole.

Capitolo 4 il Mercato delle Meraviglie e gli alimenti misteriosi

"La Sfida dei Cibi Sconosciuti":

Il giorno dopo il loro indimenticabile incontro con la Regina delle Delizie, Isabella, Alessio e la loro famiglia si svegliarono con entusiasmo, pronti per un'altra avventura nel Regno delle Delizie. Un nuovo mistero li attendeva al Mercato delle Meraviglie, un luogo incantato dove cibi sconosciuti e stravaganti venivano esposti come opere d'arte.

Con loro ci sarebbero stati anche la nonna e il nonno, due figure amorevoli che portavano con sé una preziosa esperienza culinaria. Isabella e Alessio amavano stare con i loro nonni, perché ogni momento passato insieme era una scoperta e un abbraccio di affetto.

Arrivati al Mercato delle Meraviglie, i loro occhi si illuminarono davanti alla moltitudine di colori e profumi. Isabella e Alessio erano curiosi di scoprire nuovi alimenti che mai avrebbero immaginato esistessero.

"Siamo pronti per la Sfida dei Cibi Sconosciuti!" esclamò Isabella, con un brivido di eccitazione nella voce. Alessio

annuì con entusiasmo, dimostrando di essere anch'esso
pronto per affrontare qualsiasi mistero del mercato.

Guidati dai loro nonni, la famiglia iniziò la sfida
esplorando gli stand del mercato, assaggiando frutta
esotica e verdure sconosciute. I loro nonni spiegavano
con amore le diverse proprietà e benefici dei cibi,
rendendo ogni assaggio un'esperienza educativa e
piacevole.

Isabella e Alessio affrontarono coraggiosamente la sfida
dei cibi sconosciuti: quinoa, riso venere, verza…
lasciandosi guidare dai loro sensi e dal cuore.
Assaggiarono bacche dai colori vivaci e sapori
sorprendenti, assaporarono radici che sembravano
provenire da mondi lontani e scoprirono semi che
sapevano di avventure sconosciute.

"Questa è la magia del cibo," sussurrò la nonna,
avvolgendo i suoi nipoti con il suo sorriso caloroso. "Ogni
cibo è un regalo della natura, e il viaggio di scoperta è
parte integrante della crescita di Alessio."

Il nonno annuì e aggiunse: "Scoprire nuovi cibi è un
modo per espandere i nostri orizzonti e arricchire la
nostra dieta con nutrienti preziosi."

Mentre il mercato svelava i suoi segreti culinari, Isabella e Alessio scoprirono cibi che avrebbero amato e che avrebbero fatto parte delle loro tavole a casa. Il nonno li aiutò a scegliere alcuni di questi cibi speciali, promettendo di preparare con loro nuove ricette magiche una volta tornati a casa.

E così, Isabella, Alessio e la loro famiglia continuarono il viaggio nel Mercato delle Meraviglie, raccogliendo cibi sconosciuti come pietre preziose nel loro scrigno del tesoro culinario. Ogni cibo era un ricordo prezioso, una scoperta da condividere e una promessa per il futuro.

Consigli, ascoltare il proprio istinto:

Ogni bambino è unico, quindi segui il tuo istinto e le necessità specifiche del tuo piccolo durante il processo di svezzamento. Osserva attentamente le sue reazioni ai nuovi cibi e adatta la dieta in base alle sue esigenze.

Introdurre gradualmente allergeni: non avere paura di introdurre allergeni alimentari, come arachidi, uova, pesce o latticini, ma fallo gradualmente e uno alla volta. Osserva attentamente le reazioni del bambino e consulta il pediatra in caso di dubbi o preoccupazioni.

Pazienza: lo svezzamento può essere una fase di alti e bassi, quindi mantieni la pazienza. Alcuni giorni il bambino potrebbe essere più interessato al cibo, mentre altri potrebbe sembrare meno interessato. Rispetta il suo ritmo e sii paziente durante questa avventura culinaria.

Il coraggioso assaggio della frutta.

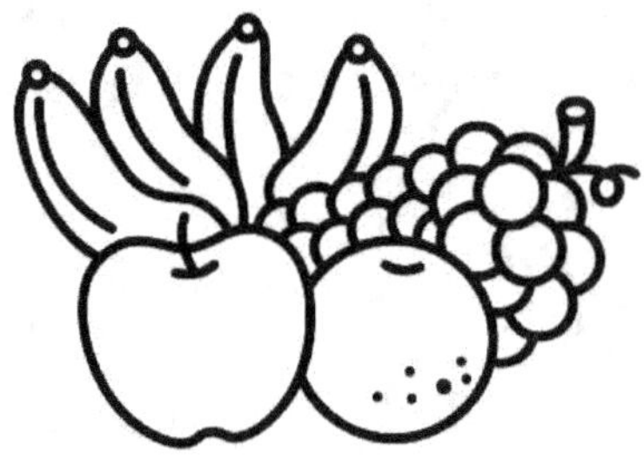

Dopo un'entusiasmante avventura al Mercato delle Meraviglie, Isabella, Alessio e la loro famiglia continuarono il loro viaggio nel Regno delle Delizie. Il prossimo mistero che li attendeva era il "Coraggioso Assaggio dei vari tipi di frutta.

Sotto la guida dei loro nonni, Isabella e Alessio si avvicinarono a un albero dai rami carichi di frutti colorati e invitanti. Era il momento di scoprire nuovi sapori e affrontare il coraggioso assaggio.

Con un misto di eccitazione e curiosità, Isabella prese il primo frutto tra le sue mani. Era di un colore arancione brillante, con una consistenza morbida e profumata. Senza esitare, morse il frutto e il sapore esplose nella sua bocca. Era un mix delizioso di dolcezza e acidità, un'esperienza gustativa unica.

Alessio, che cresceva sempre più, affascinato dalla reazione di sua madre, afferrò il suo frutto sconosciuto e lo gustò con lo stesso entusiasmo. Rideva di gioia mentre scoppiava di sapore nella sua piccola bocca. Era un momento di magia, di scoperta e condivisione tra generazioni, perché il cibo fa questo, unisce più etnie e generazioni. La nonna e il nonno, sorridendo amorevolmente, chiesero ai loro nipoti di portare con sé alcuni di quei frutti sconosciuti per preparare delle ricette magiche insieme a casa.

Ecco quattro ricette a base di frullati e dolci con i frutti sconosciuti:

Frullato (Età: 12-18 mesi)

Ingredienti: banana, fragole, yogurt naturale.

Preparazione: frullare insieme i frutti sconosciuti con la banana e le fragole.

Aggiungere lo yogurt naturale e frullare fino a ottenere una consistenza cremosa e vellutata. Servire in piccole tazze colorate.

Crostatine di Frutta (Età: 20-24 mesi)

Ingredienti: frutta che più vi piace, farina integrale300gr burro 100gr zucchero, di cocco 150gr 1 uovo. Un cucchiaino di lievito secco per dolci

Preparazione: tagliare la frutta a pezzettini piccoli per evitare affogamenti, e mescolarli con lo zucchero di cocco. Preparare la pasta frolla con farina integrale e burro, stenderla e formare delle piccole crostatine. Riempire le crostatine con la frutta e cuocere in forno a 180°C per 15-20 minuti o fino a doratura.

Muffin alla Frutta Magica (Età: 8-10 mesi)

Ingredienti: frutti sconosciuti, farina per bambini, uova, olio di cocco.

Preparazione: frullare la frutta fino a ottenere una purea liscia. In una ciotola, mescolare la purea di frutta con la farina per bambini, le uova e l'olio di cocco. Versare l'impasto nelle formine per muffin e cuocere in forno a 180°C per 15-20 minuti o fino a cottura completa.

Gelato alla Frutta Incantata (Età: 12-18 mesi)

Ingredienti: frutti sconosciuti, latte di mandorle.

Preparazione: frullare i frutti sconosciuti con il latte di mandorle fino a ottenere una purea liscia. Mescolare bene. Versare l'impasto in un contenitore e congelare per alcune ore fino a ottenere un gelato cremoso e delizioso.

Con la compagnia amorevole dei loro nonni, Isabella e Alessio trascorsero una giornata magica nel Regno delle Delizie, scoprendo nuovi sapori, gustando cibi sconosciuti e vivendo un'esperienza culinaria unica.

Il dolce segreto della verdura incantata

Nel Regno delle Delizie, c'era un segreto culinario che Isabella, Alessio e la loro famiglia avevano sentito sussurrare tra le foglie degli alberi magici. Era conosciuto come "Il Dolce Segreto della Verdura Incantata".

Isabella e Alessio stavano ancora esplorando la Foresta Incantata con i loro nonni e all'improvviso sentirono una melodia misteriosa provenire da un piccolo sentiero nascosto tra gli alberi. Curiosi, si avventurarono lungo il sentiero e si trovarono di fronte a un giardino segreto, pieno di verdure dai colori vivaci e dai profumi invitanti.

La nonna sorrise amorevolmente e sussurrò: "Questo è il Giardino delle Verdure Incantate, dove i cibi prendono vita e i sapori sono magici." Il nonno aggiunse:

"È qui che si nasconde il Dolce Segreto della Verdura Incantata."

Con gli occhi pieni di meraviglia, Isabella, Alessio e la loro famiglia iniziarono a raccogliere verdure di ogni tipo: carote arancioni come il sole, zucchine verdi come le foglie degli alberi e patate viola come i fiori in primavera. Ogni verdura sembrava avere un'aura di mistero e incanto.

Tornati a casa, erano tutti impazienti di scoprire il segreto delle Verdure Incantate. I nonni invitarono Isabella e Alessio a partecipare a un'incantevole sessione culinaria per preparare il dolce segreto.

La nonna prese una ciotola di carote e zucchine grattugiate, aggiunse un po' di farina integrale, le uova e Alessio mescolò con entusiasmo tutti gli ingredienti, mentre Isabella versava l'impasto nella teglia e lo livellava con cura.

"Ora è il momento della magia," sussurrò il nonno, mentre metteva la teglia nel forno.

Mentre l'impasto si trasformava in una croccante torta di verdure, una fragranza deliziosa si diffondeva per tutta la casa. Isabella, Alessio e la loro famiglia si riunirono intorno alla tavola, impazienti di gustare il Dolce Segreto della Verdura Incantata.

Quando finalmente assaggiarono una fetta di torta, le loro facce si illuminarono di gioia. Era un sapore magico e sorprendente: dolce come il miele, ma con una sfumatura di verdure che conferiva un'armonia unica.

"Questo è il nostro Dolce Segreto della Verdura Incantata," disse il nonno, sorridendo soddisfatto. "Un modo speciale per godere delle meraviglie delle verdure, rendendole dolci e deliziose."

Ecco **la ricetta per la deliziosa "Torta Salata delle Verdure Incantate"** per tutta la famiglia. Per i più piccoli da 12 mesi in poi.

Ingredienti:

2 carote medie

1 zucchina

2 patate viola

Formaggio grattuggiato

2 uova

400gr di farina integrale

50ml di olio d'oliva

1 cucchiaino di lievito in polvere o un cucchiaino di lievito fresco

Sale q.b.

Procedura:

Preparazione delle Verdure Incantate:

Lavare bene le carote, l zucchine e le patate viola sotto acqua corrente.

Pelare le carote e le patate viola, lasciando la buccia delle zucchine.

Grattugiare le carote e le zucchine con una grattugia a fori larghi. Tagliare le patate viola a cubetti piccoli e

cuocerle a vapore quanto basta perché dopo andrà in forno.

Preparazione dell'Impasto:

In una ciotola, unire la farina integrale, il lievito in polvere, un pizzico di sale. Mescolare bene.

Aggiungere le uova e l'olio d'oliva all'impasto. Mescolare fino a ottenere una consistenza omogenea. Farlo riposare per almeno 4h fino al raddoppio, in una ciotola chiusa.

Composizione della Torta Salata:

Dopo le 4h dividere l'impasto in due panetti, iniziare a stenderlo con un mattarello. L'impasto deve essere alto 3cm, Aggiungere le verdure grattugiate i cubetti di patate all'impasto e formaggio grattugiato, no mozzarella o il bambino potrebbe affogarsi. Mescolare con delicatezza fino a distribuire uniformemente le verdure, aggiungere sopra l'altra metà dell'impasto e fare dei piccoli fori con la forchetta.

Versare l'impasto nella teglia precedentemente imburrata e infarinata.

Cottura:

Preriscaldare il forno a 180°C statico.

Cuocere la torta salata in forno per circa 35-40 minuti o fino a quando sarà dorata e cotta internamente.

Sfornare la torta salata e lasciarla intiepidire leggermente nella teglia.

Tagliarla a fette e servirla come antipasto o piatto principale. Si abbina perfettamente a una fresca insalata verde.

Questa torta salata è un'esplosione di sapori e colori, grazie alle Verdure Incantate, e renderà i pasti un momento magico di condivisione e gioia in famiglia. La sua consistenza morbida e i sapori equilibrati la renderanno una ricetta amata dai grandi e piccini.

Il Banchetto Magico e i Cibi che Cambiano Forma

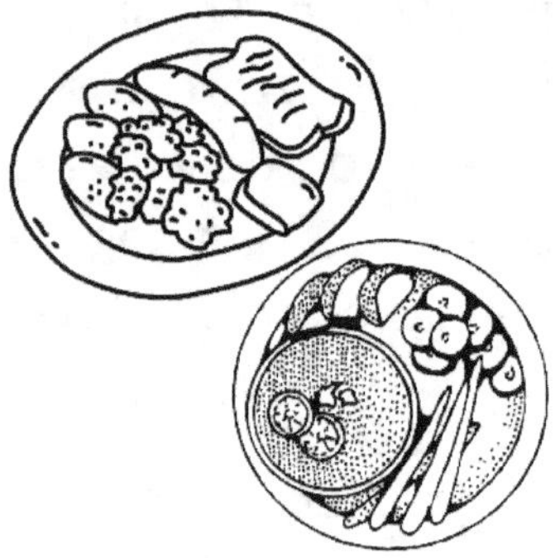

Dopo aver sperimentato il Dolce Segreto della Verdura Incantata, Isabella, Alessio e la loro famiglia continuarono il loro viaggio nel Regno delle Delizie. Un giorno, durante il loro peregrinare tra la Foresta Incantata, si imbatterono in un magnifico banchetto magico.

Il banchetto era allestito su un'ampia radura, dove tavoli imbanditi erano coperti di cibi colorati e invitanti. Ma c'era qualcosa di straordinario in questa festa: i cibi sembravano cambiare forma e aspetto, come se stessero danzando al ritmo della magia stessa.

Con occhi brillanti e cuori pieni di meraviglia, Isabella e Alessio si avvicinarono al tavolo del banchetto. Trovarono un panino che si tramutava in una farfalla, una mela che diventava un cuore, e una fetta di formaggio che si trasformava in una stella. "Guardate!" esclamò Isabella, stupita e incantata. "Questi cibi stanno cambiando forma davanti ai nostri occhi!"

"È la magia del banchetto," spiegò una voce melodiosa. Era la Fata della Crescita, che apparve tra gli alberi. "Questo banchetto è riservato solo a coloro che hanno imparato a scoprire la magia dei cibi e ad apprezzare i sapori in ogni loro forma."

La Fata della Crescita li invitò a sedersi al banchetto e a gustare i cibi magici. Ogni boccone era una sorpresa, una gioia per i sensi e per l'anima. Isabella e Alessio scoppiarono di risate e meraviglia mentre gustavano i cibi che cambiavano forma di continuo. Dopo aver festeggiato e condiviso momenti magici al banchetto, la Fata della Crescita propose un gioco. "Ora tocca a voi," disse sorridente.

"Provate a trasformare i cibi con il potere della vostra immaginazione!"

Isabella prese una carota e la immaginò diventare una carrozza. Alessio prese un pezzo di formaggio e lo immaginò trasformarsi in una navicella spaziale. Con il potere della loro fantasia, i cibi assunsero le forme desiderate, e il banchetto si riempì di sorrisi e stupore.

"Mangiare è una danza magica tra cibo e anima," spiegò la Fata della Crescita. "Quando comprendete che i cibi possono essere più di ciò che appaiono, iniziate a scoprire la vera magia della cucina."

Dopo aver concluso il banchetto magico, Isabella e Alessio sentirono che il loro legame con il cibo era diventato ancora più profondo. Ogni pasto sarebbe stato un'opportunità per esplorare, sperimentare e lasciarsi incantare dalla varietà di sapori e forme che il cibo poteva offrire.

E così, il viaggio di svezzamento e crescita di Isabella e Alessio proseguì, arricchito dalla magia dei cibi e dall'amore della loro famiglia. Ogni giorno, avrebbero continuato a scoprire la bellezza dei sapori e la danza incantata del cibo che cambia forma nelle loro vite. E mentre il sole si dipingeva all'orizzonte, Isabella, Alessio e la loro famiglia sapevano che la magia del Regno delle

Delizie li avrebbe accompagnati per sempre, rendendo il viaggio di crescita un'esperienza indimenticabile e magica.

I Super Cibi per lo Svezzamento:

Durante il periodo dello svezzamento, l'introduzione di cibi solidi nella dieta del bambino è fondamentale per soddisfare le crescenti esigenze nutrizionali. Ci sono numerosi "alimenti magici" che offrono un'ampia varietà di benefici nutrizionali per supportare la crescita sana e lo sviluppo del bambino.

Frutta: la frutta è una fonte preziosa di vitamine, minerali e fibre. Ad esempio, le banane sono ricche di potassio e vitamina C, mentre le mele offrono vitamine e fibre. Le pesche sono una fonte di vitamina A e C, e le fragole sono piene di antiossidanti benefici per la salute.

Verdura: le verdure sono essenziali per fornire una vasta gamma di nutrienti al bambino. Le carote sono ricche di vitamina A per la salute degli occhi, mentre gli spinaci sono una fonte di ferro importante per il sistema ematico. I broccoli forniscono calcio e vitamina K per la salute delle ossa.

Cereali integrali: i cereali integrali sono una fonte preziosa di carboidrati complessi e fibre. L'avena offre energia sostenuta e fibra per una sana digestione. Il riso integrale è ricco di vitamine del gruppo B e minerali come il magnesio. La quinoa è una fonte di proteine complete e contiene ferro, magnesio e vitamine.

Proteine ricche di nutrienti: le proteine sono fondamentali per la crescita muscolare e il sistema immunitario del bambino. Il pesce, come il salmone, è ricco di acidi grassi omega-3 benefici per il cervello e il cuore. Le uova offrono proteine di alta qualità e nutrienti essenziali come la vitamina D e il ferro. Il tofu è una buona fonte di proteine vegetali e contiene calcio per le ossa.

Affrontare le Esigenze Individuali:

ogni bambino è un individuo unico e potrebbe avere esigenze nutrizionali diverse. Alcuni bambini potrebbero manifestare allergie alimentari, e in questi casi è fondamentale consultare un pediatra e un allergologo per identificare gli alimenti da evitare e trovare alternative sicure. Per affrontare preferenze alimentari individuali, è importante essere pazienti e aperti a sperimentare con diversi alimenti. Offrire una varietà di cibi e presentarli in modo creativo può aiutare il bambino ad accettare nuovi sapori.

Snack Sani e Piatti Equilibrati:

gli spuntini sani possono includere frutta tagliata a pezzetti, carote baby con hummus o yogurt naturale. Per i pasti, è essenziale garantire una combinazione equilibrata di proteine, carboidrati, verdure e frutta.

Ad esempio, un pasto bilanciato potrebbe essere rappresentato da pesce al forno con contorno di quinoa e broccoli, o pollo grigliato con riso integrale e insalata di pomodori e cetrioli.

Consigli per l'Alimentazione Sana nel Tempo

Per mantenere una dieta sana e bilanciata nel tempo, è importante adottare abitudini alimentari positive fin dalla tenera età. Fornire un modello alimentare sano per tutta la famiglia e condividere i pasti insieme può aiutare a promuovere la cultura dell'alimentazione equilibrata. Assicurarsi di rispettare le porzioni adeguate all'età del bambino e prestare attenzione ai segnali di sazietà. Evitare di utilizzare il cibo come ricompensa o punizione e incoraggiare il bambino a mangiare in modo intuitivo e ascoltando i propri bisogni alimentari.

Il periodo dello svezzamento è un momento prezioso per introdurre i "Super Cibi" nella dieta del bambino e promuovere una crescita sana e uno sviluppo armonioso. Sperimentare con una varietà di alimenti, affrontare esigenze individuali e creare spuntini e pasti bilanciati sono tutti elementi chiave per garantire che il bambino riceva tutti i nutrienti necessari per prosperare e godere di una vita piena di salute e benessere.

Capitolo 5 Affrontare le Tempeste delle Allergie Alimentari

Misterioso Incantesimo delle Allergie:

Nel Regno delle Delizie, tra i cibi magici e le meraviglie culinarie, c'era un misterioso incantesimo conosciuto come "Le Tempeste delle Allergie Alimentari". Questo incantesimo colpiva alcuni bambini quando entravano in contatto con determinati alimenti, rendendo il loro corpo particolarmente sensibile e reattivo. La Fata della Crescita spiegò a Isabella, Alessio e la loro famiglia che alcune persone avevano un magico corpo con un sistema immunitario speciale che poteva reagire in modo diverso a determinati cibi. "Le Tempeste delle Allergie Alimentari sono come piccole scintille di magia all'interno del corpo," disse la Fata della Crescita. "Quando il corpo incontra un cibo che percepisce come un nemico, scatena un incantesimo di difesa, provocando una reazione allergica."

Isabella e Alessio ascoltarono attentamente, cercando di capire il misterioso incantesimo delle allergie alimentari. La Fata della Crescita continuò, spiegando che le allergie alimentari potevano manifestarsi in diverse forme, come eruzioni cutanee, gonfiore, difficoltà respiratorie o disturbi gastrointestinali.

Era importante, quindi, prestare attenzione ai segnali del corpo e consultare un mago speciale - il pediatra o un allergologo - per scoprire gli alimenti che potevano scatenare il potente incantesimo.

"Ma non temete," disse la Fata della Crescita con gentilezza. "C'è magia anche nella gestione delle allergie alimentari. "E con un sorriso, la Fata della Crescita iniziò a condividere preziosi consigli per affrontare le tempeste delle allergie alimentari:

La Mappa degli Ingredienti Magici: quando si preparano cibi per bambini con allergie, diventa fondamentale leggere attentamente le etichette degli ingredienti. La Fata della Crescita consigliò di cercare sempre quegli ingredienti "magici" che potevano scatenare una reazione e di scoprire alternative sicure per garantire che ogni pasto fosse una magia gustosa e sicura.

La Bacchetta del Menu Creativo: con un pizzico di creatività, si poteva trasformare un menu ordinario in un banchetto magico per i bambini con allergie alimentari. Sperimentare con nuove ricette e ingredienti alternativi poteva portare a piatti sorprendenti e deliziosi, capaci di soddisfare anche i palati più esigenti.

Il Potere dell'Informazione: la conoscenza era una bacchetta magica inestimabile quando si trattava di allergie alimentari. Condividere informazioni chiare e precise con insegnanti, amici e altri membri della famiglia poteva aiutare a creare un ambiente sicuro per il bambino, sia a casa che fuori.

Il Cuore della Compassione: l'empatia e la comprensione erano due ingredienti fondamentali per affrontare le tempeste delle allergie alimentari. Essere sensibili alle esigenze del bambino e fornire un sostegno amoroso poteva aiutare il bambino a sentirsi al sicuro e a comprendere il valore di un'amorevole rete di famiglia.

Consapevolezza: essere consapevoli delle allergie alimentari è il primo passo. Quando il bambino inizia lo svezzamento e viene introdotto ai nuovi cibi, è importante osservare attentamente le reazioni del suo corpo e notare eventuali cambiamenti o segni di allergie.

Consultare un professionista medico: se si sospetta un'allergia alimentare, è fondamentale consultare un pediatra o un allergologo. Solo un professionista medico può diagnosticare correttamente le allergie alimentari attraverso test specifici e fornire indicazioni su come gestirle.

Etichette e ingredienti: quando si acquistano alimenti confezionati, leggere attentamente le etichette degli ingredienti è essenziale. Gli alimenti potrebbero contenere allergeni nascosti o essere stati prodotti in strutture che manipolano gli allergeni, il che potrebbe scatenare reazioni allergiche.

Pianificare pasti sicuri: creare un ambiente sicuro e privo di allergeni a casa e durante i pasti fuori può aiutare a prevenire reazioni allergiche. Assicurarsi che il bambino eviti i cibi a cui è allergico e fornire alternative sicure.

Comunicazione: informare gli insegnanti, gli amici dei bambini sulle allergie alimentari del bambino è essenziale per garantire un ambiente sicuro anche al di fuori di casa.

Affrontare le tempeste delle allergie alimentari richiede impegno, pazienza e attenzione, ma con la giusta gestione e supporto, i bambini con allergie possono continuare a vivere una vita felice e sana. La consapevolezza, l'educazione e la comunicazione sono fondamentali per garantire un ambiente sicuro e magico per ogni bambino nel Regno delle Delizie.

Con il passare del tempo, Isabella e Alessio impararono a gestire il misterioso incantesimo delle allergie alimentari. La loro famiglia si trasformò in un'unità ancora più forte e protettiva, pronta a proteggere il bambino dai venti impetuosi delle allergie alimentari.

La Fata della Crescita li sorrideva, fieramente ammirando il loro impegno e la loro dedizione. "Il viaggio di svezzamento e crescita è un'avventura magica," disse. "E voi, con il vostro amore e il vostro coraggio, affronterete ogni tempesta e vivrete ogni giorno con gioia e meraviglia."

Il Viaggio del Piccolo Eroe

Una mattina, Alessio, il Piccolo Eroe del Regno delle Delizie, si svegliò sentendosi un po' diverso dagli altri bambini. Dopo aver assaggiato un delizioso pasto della Fata della Crescita, si accorse che il suo magico corpo reagiva in modo strano a certi cibi. Il suo naso si infiammò e gli occhi si riempirono di lacrime, mentre la pelle gli prudeva come se avesse ricevuto un incantesimo misterioso.

Intrigato da queste nuove abilità magiche del suo corpo, Alessio decise di intraprendere un viaggio alla ricerca di saggezza e informazioni. Voleva scoprire perché il suo corpo reagiva in quel modo e come potesse convivere con queste particolari abilità.

Si diresse alla Biblioteca delle Delizie, dove incontrò il Saggio Nutrizionista. Con calma e gentilezza, il Saggio Nutrizionista spiegò ad Alessio che aveva una magia unica nel suo corpo chiamata "allergia alimentare". Questa magia faceva sì che il suo corpo reagisse in modo speciale a certi alimenti, proteggendolo dagli incantesimi potenzialmente dannosi.

"Ma non preoccuparti, Piccolo Eroe," disse il Saggio Nutrizionista. "Con la conoscenza e la consapevolezza, potrai affrontare questa magia con coraggio e intelligenza." Alessio ascoltò con attenzione le parole del

Saggio Nutrizionista e decise di iniziare la sua ricerca di informazioni. Imparò a leggere le etichette degli alimenti con attenzione, alla ricerca di quegli ingredienti magici che potevano scatenare la sua magia reattiva. Scoprì che alcune delle sue allergie alimentari erano alle noci e al latte.

Con l'aiuto della Fata della Crescita e del Saggio Nutrizionista, Alessio imparò a identificare gli alimenti che potevano causargli reazioni magiche e a evitarli. Scoprì che poteva ancora godere di una vasta varietà di cibi magici, concentrandosi su frutta, verdura, cereali integrali e proteine ricche di nutrienti, come pesce e tofu. Durante il suo viaggio, Alessio incontrò altri amici con abilità magiche simili. Alcuni avevano allergie diverse, eppure, tutti impararono a rispettarsi e ad aiutarsi a vicenda. Si scambiarono ricette e consigli magici per affrontare le sfide quotidiane.

Alessio apprese che la chiave per affrontare le sue allergie alimentari era la consapevolezza e l'empatia. Con il sostegno amorevole della sua famiglia e degli amici, si sentiva sempre più fiducioso nel gestire la sua magia reattiva.

Capì che poteva ancora essere un Piccolo Eroe, pronto a esplorare il mondo dei cibi magici in sicurezza e gioia. Il suo viaggio lo rese un esperto nell'arte di affrontare le allergie alimentari. Ogni giorno era un nuovo capitolo nella sua avventura, e Alessio affrontò il percorso con coraggio e determinazione. Grazie alla sua magia unica e alla sua saggezza, fu in grado di trasformare una sfida in un'opportunità per crescere e scoprire sempre nuove delizie nel Regno delle Delizie.

E così, il Piccolo Eroe Alessio imparò che essere diversi poteva essere una magia speciale, e che con amore e consapevolezza, poteva affrontare qualsiasi sfida con un cuore coraggioso e un sorriso incantato. La sua storia diventò una fonte d'ispirazione per tutti nel Regno delle Delizie, dimostrando che anche con le sue particolari abilità magiche, poteva ancora essere un Piccolo Eroe pronto a vivere avventure senza confini.

Consiglio istruttivo

Educare il Bambino: insegnate al vostro bambino a riconoscere gli alimenti che possono scatenare reazioni allergiche e a non accettare cibi sconosciuti senza il vostro consenso.

Potrebbe essere utile utilizzare una rappresentazione visiva o una canzone per aiutare il bambino a ricordare quali alimenti deve evitare. Man mano che il bambino cresce, coinvolgetelo nelle discussioni sulla sua allergia alimentare, incoraggiandolo a fare domande e a essere attivamente coinvolto nella gestione della sua magia reattiva.

Creare un Ambiente Sicuro: a casa e a scuola, assicuratevi di avere uno spazio sicuro per il bambino con allergie alimentari. Mantenete gli allergeni lontani dalle superfici e dagli utensili da cucina, e assicuratevi che il bambino abbia sempre un'alternativa sicura per i pasti e gli spuntini. Parlate con gli insegnanti e il personale della scuola sull'importanza di un ambiente senza allergeni in classe e durante gli eventi scolastici.

Gli Aiutanti Magici

Mentre il Piccolo Eroe Alessio continuava il suo viaggio nel Regno delle Delizie, incontrò una varietà di personaggi magici pronti ad aiutarlo nel suo percorso con le allergie alimentari. Ognuno di loro possedeva conoscenze preziose e trucchi magici per mantenere al sicuro il Piccolo Eroe durante il suo svezzamento e oltre.

Il Saggio Mago Nutrizionista fu il primo ad apparire sul cammino di Alessio. Con il suo lungo mantello e il cappello puntuto, sembrava uscito direttamente da un libro di incantesimi. Il Saggio Mago Nutrizionista lo accolse con un sorriso gentile e iniziò a condividere la sua saggezza magica. Spiegò al Piccolo Eroe l'importanza di una dieta equilibrata e variegata, fornendo informazioni su come ottenere tutti i nutrienti necessari anche con le allergie alimentari. "La magia del cibo sta nella diversità," disse il Saggio Mago Nutrizionista. "Scopri nuovi cibi magici e crea incantesimi gustosi che soddisfino le tue esigenze nutrizionali."

Poco dopo, il Piccolo Eroe incontrò la Fata degli Alimenti Sicuri. Con le sue ali scintillanti e una corona di fiori, la Fata emanava un'aura di protezione e amore. La Fata degli Alimenti Sicuri aveva il compito di mostrare al Piccolo Eroe come identificare gli alimenti pericolosi e fornire alternative sicure. "Quando hai dubbi, chiedi aiuto a me," disse la Fata. "Sono qui per garantire che ogni pasto sia un incanto senza allergeni."

Ma il vero trucco magico veniva dall'Elfetto Esperto di Cucina Allergen-Free. Con il suo grembiule e il cappello a punta, l'Elfetto era un abile cuoco che conosceva segreti magici per preparare pasti deliziosi senza allergeni. Condivise con Alessio alcune delle sue ricette magiche per muffin senza noci, biscotti senza latte e pizza senza glutine. L'Elfetto mostrò al Piccolo Eroe come utilizzare ingredienti alternativi per creare piatti magici che fossero sicuri e gustosi allo stesso tempo. "La magia sta nell'adattarsi," disse l'Elfetto. "Con un po' di creatività, puoi trasformare ogni ricetta in una variazione sicura per te."

Con l'aiuto del Saggio Mago Nutrizionista, della Fata degli Alimenti Sicuri e dell'Elfetto Esperto di Cucina Allergen-Free, il Piccolo Eroe si sentiva sempre più fiducioso nel gestire le sue allergie alimentari. Ognuno di loro gli aveva insegnato trucchi magici e preziose conoscenze che gli sarebbero state utili per tutta la vita.

Mentre il viaggio del Piccolo Eroe continuava, scoprendo nuovi cibi magici e nuove ricette, si rese conto che aveva acquisito un'armatura magica per affrontare le tempeste delle allergie alimentari. Con amore e consapevolezza, affrontò ogni giorno con un cuore coraggioso e una mente aperta, pronto ad esplorare il mondo dei cibi magici in tutta sicurezza e gioia.

E così, insieme ai suoi aiutanti magici,

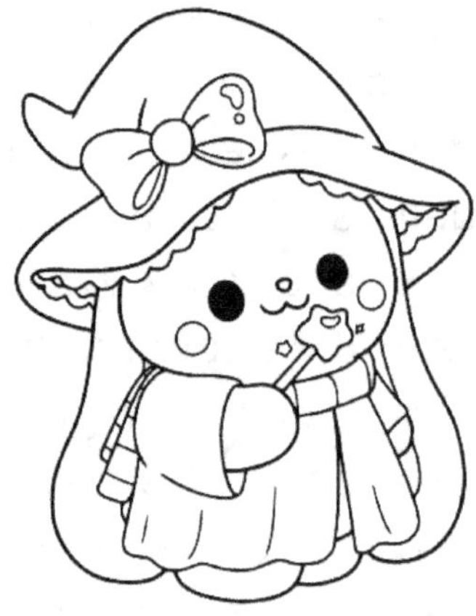

il Piccolo Eroe Alessio continuò il suo viaggio nel Regno delle Delizie. Attraversò boschi incantati e montagne magiche, scoprendo sempre nuove delizie e imparando sempre nuove lezioni.

La sua storia divenne una fonte d'ispirazione per tutti nel Regno, dimostrando che con il giusto supporto e la magia delle conoscenze, il Piccolo Eroe poteva affrontare qualsiasi sfida con forza e sicurezza.

Purea di Carote e Zucca Magiche:

Età consigliata: 6 mesi in poi

Ingredienti:

2 carote medie, sbucciate e tagliate a rondelle

1/2 tazza di zucca tagliata a cubetti

Acqua (o brodo vegetale) per la cottura

Procedimento:

in una pentola, metti le carote e la zucca e coprile con acqua o brodo vegetale. Porta ad ebollizione e poi abbassa la fiamma.

Copri la pentola e lascia cuocere a fuoco medio per circa 15-20 minuti o finché le carote e la zucca non diventano morbide. Scola l'acqua di cottura e conservala.

Frulla le carote e la zucca cotte fino a ottenere una consistenza liscia, aggiungendo acqua di cottura se necessario per ottenere la consistenza desiderata.

Lascia raffreddare e servi al Piccolo Eroe per una deliziosa e nutriente introduzione ai sapori magici delle verdure.

Polpette di Quinoa e Zucchine Incantate:

Età consigliata: 8 mesi in poi

Ingredienti:

1/2 tazza di quinoa cotta

1 zucchina media, grattugiata

1 uovo

2 cucchiai di pangrattato senza glutine

1 cucchiaino di olio d'oliva

Spezie a piacere: prezzemolo, basilico, aglio in polvere (senza allergeni)

Procedimento:

in una ciotola, mescola la quinoa cotta con la zucchina grattugiata e l'uovo. Aggiungi il pangrattato senza glutine e le spezie a piacere. Mescola bene fino a ottenere un composto omogeneo. Forma delle polpette con le mani e disponile su una teglia leggermente unta con olio d'oliva. Cuoci le polpette nel forno preriscaldato a 180°C per circa 20-25 minuti o finché diventano dorate e croccanti.

Lascia intiepidire e servi al Piccolo Eroe per un pasto magico ricco di proteine e nutrienti.

Smoothie Magico alla Frutta:

Età consigliata: 10 mesi in poi

Ingredienti:

1 banana matura

1/2 tazza di fragole fresche

1/2 tazza di yogurt senza allergeni (ad esempio, yogurt di cocco)

1/4 tazza di latte di mandorla senza zucchero

1 cucchiaino di miele (facoltativo per i bambini di età superiore a 1 anno)

Procedimento:

Metti tutti gli ingredienti nel frullatore e frulla fino a ottenere una consistenza liscia e cremosa. Aggiungi il miele se desiderato, ma ricorda di evitarlo per i bambini di età inferiore a 1 anno.

Versa lo smoothie in un bicchiere e servi al Piccolo Eroe per una bevanda magica e sana, ricca di vitamine e minerali.

Con queste ricette magiche, il Piccolo Eroe Alessio scoprirà nuovi sapori e nutrienti, mantenendosi al sicuro nel Regno delle Delizie durante il suo percorso di svezzamento e crescita. Buon viaggio e buon appetito!

La Forza degli Incantesimi Protettivi

Il Piccolo Eroe Alessio si immerse completamente nel mondo degli incantesimi protettivi quando si trattava di gestire le sue allergie alimentari. Con l'aiuto dei suoi aiutanti magici e la saggezza acquisita nel suo viaggio nel Regno delle Delizie, imparò l'arte di proteggersi e di prendersi cura di sé in modo proattivo e responsabile.

Il primo incantesimo che Alessio imparò fu l'arte di leggere le etichette degli alimenti. Con attenzione e dedizione, scrutava ogni confezione alla ricerca di possibili ingredienti magici che potessero scatenare la sua magia reattiva. Il Saggio Mago Nutrizionista gli aveva insegnato che la conoscenza era una delle armi più potenti per proteggersi dalle allergie alimentari. Con questo incantesimo, il Piccolo Eroe poteva identificare facilmente gli alimenti sicuri e quelli da evitare.

Un altro incantesimo che divenne una parte importante della sua routine era l'arte di evitare il contatto con gli allergeni. Alessio imparò a essere consapevole dei cibi che gli stavano intorno e a fare attenzione a non scambiare utensili o tovaglioli con altri bambini durante i pasti. La Fata degli Alimenti Sicuri lo aveva istruito sulla corretta manipolazione degli alimenti e sull'importanza di avere un proprio spazio sicuro a scuola e a casa. Con questo incantesimo, il Piccolo Eroe poteva vivere senza preoccupazioni, sapendo che stava facendo tutto il possibile per proteggersi.

Oltre agli incantesimi pratici, Alessio imparò anche l'importanza di comunicare con gli adulti e gli amici sulla sua magica sensibilità. Parlando apertamente delle sue allergie alimentari, riusciva a creare una rete di sostegno attorno a sé.

I suoi genitori, la nonna e il nonno, gli insegnarono a spiegare chiaramente ai suoi amici cosa avrebbe potuto mangiare e cosa avrebbe dovuto evitare. Questo incantesimo di comunicazione gli permise di sentirsi compreso e accettato dagli altri bambini nel Regno delle Delizie.

Il Piccolo Eroe Alessio sapeva che la responsabilità di proteggersi dalle allergie alimentari ricadeva principalmente su di lui. Nonostante il sostegno amorevole della sua famiglia e degli amici, sapeva che doveva essere diligente e attento quando si trattava dei suoi pasti e degli spuntini. Grazie agli incantesimi magici imparati, Alessio si sentiva sicuro e fiducioso mentre esplorava il mondo dei cibi magici.

Con il passare del tempo, gli incantesimi protettivi del Piccolo Eroe divennero una seconda natura per lui. Era diventato un maestro nell'arte di proteggersi dalle allergie alimentari e aveva imparato a gestire la sua magia reattiva con grazia e forza interiore.

Un Mondo di Empatia e Comprensione

Il Piccolo Eroe Alessio aveva imparato molte cose nel suo viaggio nel Regno delle Delizie, ma una delle lezioni più preziose che aveva acquisito era l'importanza dell'empatia e della comprensione verso coloro che avevano allergie alimentari. Aveva scoperto di non essere solo, ma che c'erano molti altri magici esseri sensibili là fuori, ciascuno con le proprie particolari abilità magiche.

Con il cuore aperto e la mente compassionevole, il Piccolo Eroe si impegnò a educare gli altri sulle allergie alimentari. Durante i suoi pasti a scuola e durante le feste con gli amici, si assicurava di spiegare a tutti cosa significasse avere allergie alimentari e come potevano aiutare a creare un ambiente sicuro per lui e per gli altri bambini con magie reattive.

L'empatia era diventata una delle sue abilità magiche più potenti. Quando incontrava un nuovo amico o un conoscente nel Regno delle Delizie, non aveva paura di parlare delle sue allergie alimentari. La gentilezza e la comprensione che riceveva in cambio gli riempivano il cuore di gioia e gratitudine.

Grazie all'educazione e alla consapevolezza che il Piccolo Eroe diffondeva, il Regno delle Delizie divenne un luogo di inclusione e accoglienza per tutti i bambini, indipendentemente dalle loro particolari abilità magiche. Gli adulti e gli amici intorno a lui impararono ad essere più consapevoli delle loro azioni e delle parole, assicurandosi di creare un ambiente magico e sicuro per tutti.

Il messaggio di empatia e comprensione si diffuse rapidamente nel Regno delle Delizie. Alcuni genitori iniziarono a organizzare eventi speciali e feste con cibi magici sicuri per tutti, assicurandosi che ogni bambino potesse partecipare senza preoccupazioni.

Le scuole e i luoghi pubblici introdussero politiche di allergeni-friendly, fornendo alternative sicure e spazi designati per i bambini con allergie alimentari. Il Piccolo Eroe si rese conto che, anche se le sue abilità magiche erano uniche, ciò che rendeva veramente speciale il Regno delle Delizie era l'unità e la comprensione tra tutti i suoi abitanti. Ognuno di loro portava con sé una magia diversa e preziosa, e imparando ad essere empatici e comprensivi gli uni verso gli altri, creavano un mondo più amorevole e accogliente.

Con il passare del tempo, il Piccolo Eroe Alessio si accorse che la magia dell'empatia non conosceva confini. I valori che aveva appreso durante il suo viaggio nel Regno delle Delizie si estendevano ben oltre i suoi confini, toccando i cuori di tutti coloro che venivano a conoscenza della sua storia. E così, il capitolo si concluse con un messaggio di amore e inclusione. Il Piccolo Eroe Alessio aveva scoperto il potere dell'empatia e della comprensione, trasformando il suo mondo in un luogo dove tutti potevano esplorare il loro potenziale magico in modo sicuro e felice.

Capitolo 6 L'importanza dei cibi di stagione" insegnamenti sullo svezzamento

L'avventura del Bosco delle Stagioni

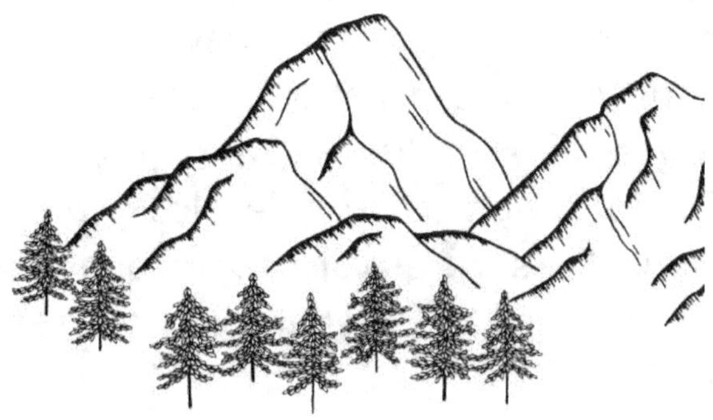

Il Piccolo Eroe Alessio e i suoi amici animali si avventurarono nel magico Bosco delle Stagioni, dove ogni stagione aveva qualcosa di speciale da offrire. Ogni creatura che incontravano rappresentava i cibi tipici di quel periodo dell'anno, rivelando al Piccolo Eroe i benefici e i sapori dei cibi di stagione.

Nella primavera, il gruppo si imbatté nell'allegra Lepre dei Fragolosi, che saltellava tra i campi di fragole mature. La Lepre

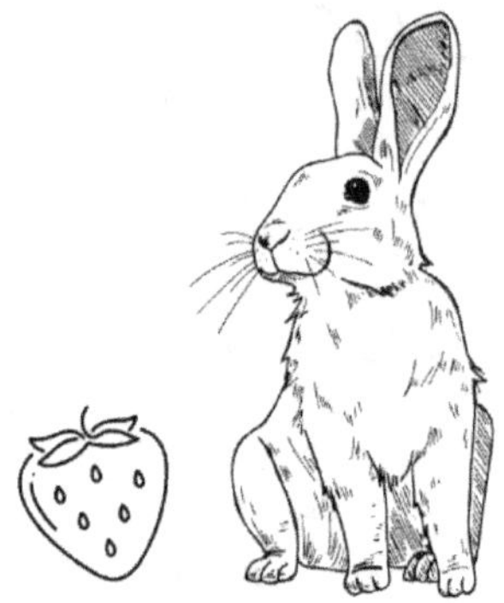

degli Fragolosi spiegò al Piccolo Eroe quanto fossero deliziosi e nutrienti i frutti di bosco primaverili. "Le fragole sono ricche di vitamine e antiossidanti che ti aiutano a crescere forte e sano," disse la Lepre. Alessio assaggiò una fragola matura e assaporò l'esplosione di dolcezza sulla sua lingua. Era sorpreso di scoprire quanto potessero essere gustose e benefiche queste prelibatezze primaverili.

Con l'arrivo dell'estate, il gruppo incontrò la vivace Volpe

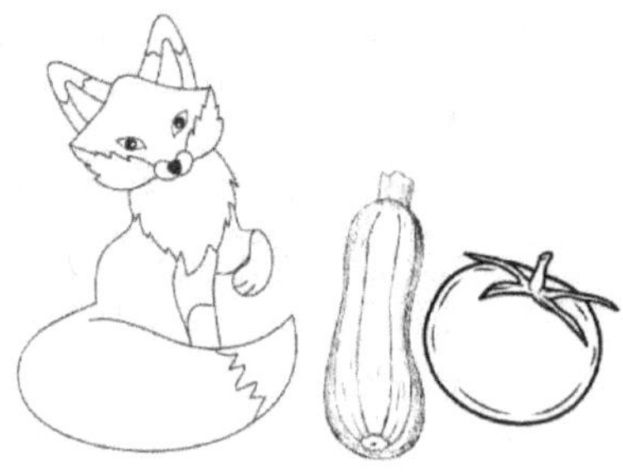

degli Ortaggi Colorati, che danzava tra i campi di zucchine e pomodori. La Volpe degli Ortaggi Colorati spiegò al

Piccolo Eroe l'importanza di mangiare verdure di stagione per ottenere una varietà di nutrienti. "Le zucchine sono ricche di vitamine e minerali essenziali per il tuo sviluppo," disse la Volpe. Alessio assaggiò una zucchina cruda e apprezzò la freschezza e la croccantezza di questo ortaggio estivo.

Con il cambio di foglie in autunno, il gruppo si trovò davanti alla maestosa Aquila delle Mele Croccanti,

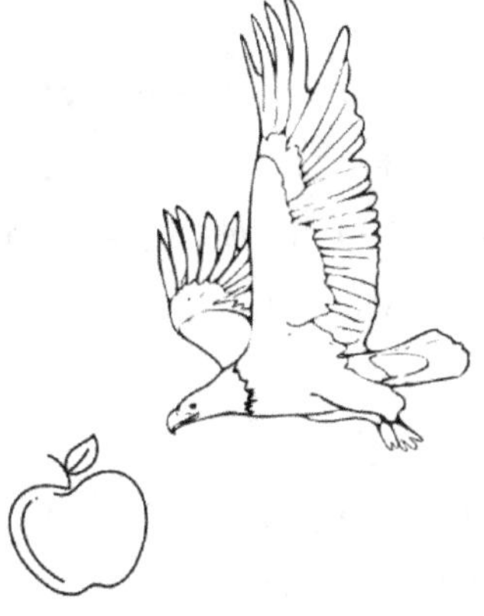

che stava raccogliendo mele mature dai rami degli alberi. L'Aquila delle Mele Croccanti spiegò al Piccolo Eroe che le mele di stagione erano una fonte di energia naturale e fibra. "Le mele sono perfette per uno snack sano e portatile," disse l'Aquila. Alessio assaggiò una mela succosa e rimase affascinato dalla dolcezza e dal succo che sprizzava ad ogni morso.

Infine, con l'arrivo dell'inverno, il gruppo incrociò il saggio Gufo dei Cavoli Nutrienti,

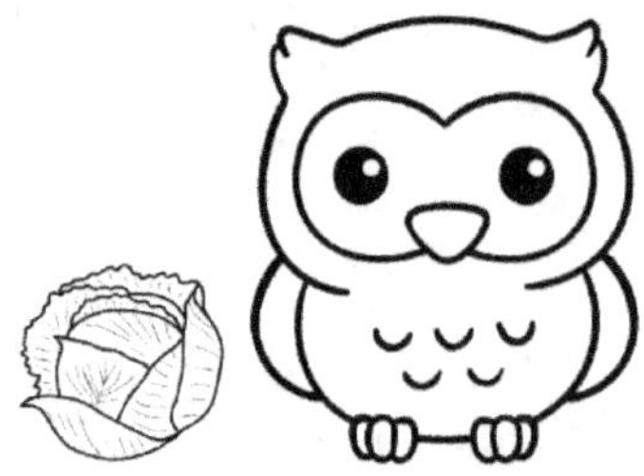

che regnava sovrano sui campi di cavoli verdi e foglie scure. Il Gufo dei Cavoli Nutrienti spiegò al Piccolo Eroe che le verdure a foglia verde erano piene di vitamine e minerali essenziali per la sua crescita.

"I cavoli sono anche ricchi di calcio, che aiuta a rendere le ossa forti come quelle di un vero eroe," disse il Gufo. Alessio assaggiò una foglia di cavolo cotta e apprezzò la delicatezza e il sapore nutriente di questa verdura invernale.

Il Piccolo Eroe continuò il suo viaggio di crescita e di scoperta nel mondo meraviglioso dello svezzamento, arricchendo il suo cuore e il suo spirito con la saggezza della magia delle stagioni.

Fragole (primavera): le fragole possono essere introdotte nella dieta del Piccolo Eroe Alessio a partire dai 9 mesi di età. Sono dolci, succose e ricche di vitamine e antiossidanti che lo aiuteranno a crescere forte e sano.

Zucchine e pomodori (estate): le zucchine possono essere introdotte nella dieta del Piccolo Eroe a partire dai 8 mesi di età. I pomodori possono essere introdotti a partire dai 10 mesi di età. Entrambi offrono una varietà di nutrienti essenziali per la sua crescita e sviluppo.

Mele (autunno): le mele possono essere introdotte nella dieta del Piccolo Eroe a partire dai 6 mesi di età. Sono uno spuntino sano e portatile, ricco di energia naturale e fibra.

Cavoli (inverno): i cavoli possono essere introdotti nella dieta del Piccolo Eroe a partire dai 7-8 mesi di età.

Le verdure a foglia verde, come i cavoli, sono piene di vitamine e minerali essenziali per la sua crescita e il suo sviluppo. Ricordando sempre di consultare il pediatra del Piccolo Eroe prima di introdurre nuovi alimenti nella sua dieta, il capitolo sottolinea l'importanza di seguire un percorso di svezzamento graduale e sicuro, che rispetti i tempi e le esigenze nutrizionali del bambino

L'incontro con il Saggio Guardiano delle Stagioni

Nel cuore del Bosco delle Stagioni, il Piccolo Eroe Alessio ebbe un incontro straordinario con il Saggio Guardiano delle Stagioni. La figura misteriosa e saggia emanava un'aura di serenità e saggezza, e il Piccolo Eroe poteva sentire che si trattava di qualcuno di speciale, un custode dei segreti magici del regno della natura.

Con calma e gentilezza, il Saggio Guardiano delle Stagioni spiegò al Piccolo Eroe l'importanza dei cibi di stagione e del loro potere nutrizionale. "Ogni stagione ci offre cibi unici, progettati dalla natura stessa per nutrire e sostenere il nostro corpo durante la crescita," disse il Saggio.

"Mangiando cibi di stagione, possiamo mantenere l'equilibrio con la natura e godere di tutti i nutrienti preziosi che ci vengono offerti. "Il Saggio continuò a svelare al Piccolo Eroe alcuni dei segreti magici dei cibi di stagione:

i cibi di stagione sono ricchi di nutrienti essenziali per la crescita e lo sviluppo del corpo. Ogni stagione porta con sé una varietà di frutta e verdura, ognuna con il suo profilo nutrizionale unico. Il Piccolo Eroe imparò che mangiare cibi di stagione gli avrebbe fornito tutte le vitamine e i minerali di cui aveva bisogno per crescere forte e sano.

I cibi di stagione sono più freschi e gustosi. Il Saggio spiegò al Piccolo Eroe che i cibi di stagione sono coltivati e raccolti al momento giusto, quando sono al massimo della maturazione e del sapore. Questo li rende più gustosi e invitanti per il Piccolo Eroe e per tutta la sua famiglia. Mangiare cibi di stagione è un modo per connettersi con la natura. Il Saggio Guardiano delle Stagioni sottolineò l'importanza di vivere in armonia con il ciclo della natura. Mangiando cibi di stagione, il Piccolo Eroe si sentirebbe parte integrante dell'ecosistema naturale del Regno delle Delizie.

Il Piccolo Eroe Alessio ascoltava attentamente le parole del Saggio Guardiano delle Stagioni e si sentiva grato per la preziosa conoscenza che gli stava condividendo. Il Saggio comprendeva l'importanza di coinvolgere tutta la famiglia nel viaggio di scoperta dei cibi di stagione. Perciò, con affetto, diede anche alcuni consigli preziosi a tutta la famiglia del Piccolo Eroe.

Scoprire i mercati locali: il Saggio suggerì alla famiglia del Piccolo Eroe di visitare i mercati locali, dove avrebbero trovato una vasta selezione di cibi di stagione freschi e di alta qualità. Questa esperienza avrebbe avvicinato ancora di più la famiglia alla natura e al cibo che la terra offriva loro.

Mantenere un diario dei cibi di stagione: il Saggio suggerì di tenere un diario in cui annotare i cibi di stagione che la famiglia avrebbe scoperto nel corso dell'anno. Questo avrebbe aiutato il Piccolo Eroe e i suoi genitori a tenere traccia dei cibi preferiti di ogni stagione e a organizzare pasti bilanciati e variati.

Mentre il Piccolo Eroe Alessio si avventurava nel Regno delle Delizie, incontrò quattro creature magiche, ognuna rappresentante una stagione: la Coniglietta Primaverile, l'Aquila d'Estate, la Volpe Autunnale e l'Orso Invernale. Ognuna di queste creature aveva una profonda conoscenza dei cibi disponibili nella loro stagione e dei benefici nutrizionali che potevano offrire al Piccolo Eroe durante il suo svezzamento.

La Coniglietta Primaverile, con le orecchie lunghe e occhi scintillanti, saltellava tra i prati fioriti della primavera. "Benvenuto nel mio mondo della Primavera, Piccolo Eroe!" esclamò. "In questa stagione, puoi gustare frutta fresca e colorata, come fragole e albicocche. Questi frutti sono pieni di vitamine e antiossidanti che ti aiutano a crescere forte e sano."

L'Aquila d'Estate, con le ali leggere e il piumaggio vivace, volava alto nei cieli estivi. "Salve, Piccolo Eroe!" disse con un sorriso. "Durante l'estate, puoi deliziarti con frutta succosa come pesche e angurie. Sono ricche di acqua e nutrienti, che ti aiutano a restare idratato e pieno di energia per le tue avventure."

La Volpe Autunnale, con la sua coda folta e il manto dai colori caldi, si arrampicava tra le foglie cadute dell'autunno. "Ti do il benvenuto nella mia stagione, Alessio piccolo Eroe!" disse affettuosamente. "In autunno, puoi gustare verdure colorate come zucche e carote. Questi ortaggi sono ricchi di vitamine e minerali che sostengono la tua crescita e il tuo benessere."

L'Orso Invernale, con il suo pelo folto e gli occhi luminosi, si avvicinò con passo lento. "Ciao, Piccolo Eroe," mormorò gentilmente. "Durante l'inverno, puoi apprezzare i cibi che riscaldano il cuore, come patate dolci e cavoli. Questi cibi ti forniscono energia e nutrienti per affrontare il freddo e mantenerti forte."

Il Piccolo Eroe ascoltava con attenzione le parole delle quattro creature magiche e rimaneva affascinato dalle loro conoscenze. Ognuna di loro gli mostrava come la natura offrisse cibi diversi in ogni stagione, progettati per supportare la sua crescita e il suo sviluppo in modo unico.

Così, il piccolo Eroe Alessio imparò a riconoscere la magia dei cibi di stagione e a gustare i doni nutritivi che ogni stagione aveva da offrire. Seguendo i consigli delle creature magiche, il Piccolo Eroe e la sua famiglia scoprirono nuovi sapori e combinazioni di cibi che arricchivano la loro dieta e li facevano sentire più vicini alla natura.

Con il passare del tempo, il piccolo Eroe imparò a creare pasti bilanciati e gustosi, combinando i cibi di stagione in modo creativo. La sua famiglia si unì a lui nel suo viaggio di scoperta, incoraggiandolo a esplorare nuovi cibi e sapori, e sostenendolo nel suo desiderio di crescere forte e sano.

Le lezioni delle quattro creature magiche divennero una parte preziosa dell'esperienza di svezzamento del Piccolo Eroe Alessio. Ogni stagione portava con sé nuove avventure culinarie, con cibi freschi e nutrienti che lo aiutavano a crescere come il vero Eroe che era destinato a diventare.

L'Equilibrio con la Natura

Mentre il Piccolo Eroe Alessio continuava il suo viaggio attraverso il Bosco

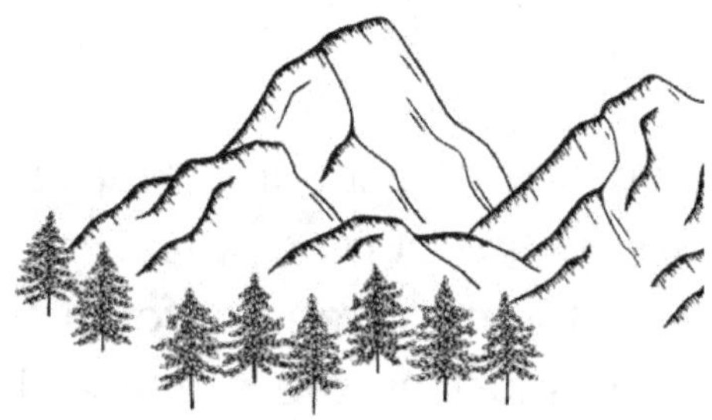

 delle Stagioni, imparò un insegnamento prezioso: l'importanza di seguire il ciclo naturale delle stagioni. Ogni stagione, come un incantesimo magico, offre cibi specifici che sono perfettamente in armonia con le esigenze del corpo in quel periodo dell'anno.

Questa scoperta rivelava come la natura stessa fornisse tutto ciò di cui avevamo bisogno per crescere sani e forti. Il Piccolo Eroe imparò a comprendere che ogni stagione portava con sé doni speciali della terra, come una danza magica di sapori e colori. In primavera, i campi fioriti regalavano fragole succose e albicocche dolci come caramelle. Questi frutti ricchi di vitamine e antiossidanti offrivano al Piccolo Eroe l'energia e le difese necessarie per affrontare la crescita continua.

L'estate, con i suoi caldi raggi di sole, portava doni come pesche succose e angurie rinfrescanti. Il Piccolo Eroe capì come queste prelibatezze estive fossero un toccasana per restare idratato e pieno di vitalità durante le giornate più calde.

Con l'arrivo dell'autunno, il Piccolo Eroe scoprì il mondo vibrante di verdure colorate come zucche e carote. Questi ortaggi ricchi di nutrienti gli fornivano la forza e l'energia per affrontare il clima più fresco e prepararsi per i cambiamenti della stagione.

Infine, l'inverno portava con sé cibi riscaldanti e nutrienti come patate dolci e cavoli. Questi alimenti robusti e salutari davano al Piccolo Eroe la protezione necessaria per fronteggiare il freddo inverno e rafforzare il suo corpo. Alessio imparò che seguire il ritmo naturale delle stagioni significava non solo gustare cibi deliziosi, ma anche nutrire il corpo con ciò di cui aveva bisogno in quel determinato momento dell'anno. Questo equilibrio con la natura si rifletteva nel suo stato di salute e benessere generale.

Il Saggio Guardiano delle Stagioni gli spiegò come la varietà dei cibi di stagione fornisse una vasta gamma di nutrienti, assicurandosi che il suo corpo avesse tutto il necessario per crescere forte e sano. Inoltre, questo approccio alla dieta aiutava a ridurre gli sprechi alimentari, utilizzando i prodotti quando erano più abbondanti e al massimo della loro freschezza.

Con ogni stagione, il Piccolo Eroe imparò a connettersi con la terra e a sentirsi parte integrante del ciclo della vita. Questa comprensione gli diede un senso di gratitudine e rispetto per la natura, che rispondeva ai suoi bisogni con amore e generosità.

La Gioia di Sperimentare i Sapori

Con la saggezza acquisita attraverso il viaggio nel Bosco delle Stagioni, il giovane protagonista ritornò al proprio regno con un prezioso dono: la conoscenza e l'apprezzamento dei cibi di stagione. Questa rivelazione trasformò il modo in cui lui e la sua famiglia si avvicinavano al cibo, creando un legame magico che li avrebbe accompagnati per sempre. Ogni stagione diventò un'opportunità per scoprire e gustare nuovi sapori, abbracciando i doni unici che la natura offriva in quel momento. La Coniglietta Primaverile gli aveva insegnato a gustare la freschezza delle fragole e l'aroma dolce delle albicocche, sapendo che questi frutti erano una risorsa preziosa per la sua crescita.

Ogni stagione portava con sé una magia unica, e il Piccolo Eroe aveva imparato a onorarla e a farne parte. Ogni pasto era un'opportunità per celebrare la natura e sentirsi connessi con il ciclo della vita.

La sua famiglia, ispirata dalla sua scoperta, abbracciò anch'essa il concetto di cibi di stagione. Insieme, cucinavano pasti colorati e nutrienti, selezionando ingredienti freschi e locali per nutrire il corpo e l'anima. Il Piccolo Eroe divenne un modello per gli amici e i membri della comunità, condividendo la sua conoscenza e dimostrando come il cibo potesse essere un legame magico tra le persone e la natura.

Insegnò ai suoi amici come preparare piatti gustosi e sani utilizzando i cibi di stagione. Ogni incontro al tavolo divenne un'opportunità per esplorare nuovi gusti e scoprire la diversità della natura attraverso il cibo. Nel farlo, il Piccolo Eroe aiutò a diffondere la consapevolezza su come i cibi di stagione potessero arricchire la vita e promuovere una buona salute. Infine, il Piccolo Eroe aveva sviluppato un legame magico con il cibo, una connessione profonda che gli ricordava l'importanza di rispettare e onorare la natura.

Aveva imparato che ogni stagione offriva doni preziosi che nutrivano non solo il corpo, ma anche lo spirito. Il

Piccolo Eroe aveva abbracciato la magia dei cibi di stagione nel suo cuore, portando con sé questa conoscenza preziosa per il resto della sua avventura nel Regno delle Delizie.

Capitolo 7 "Il Viaggio attraverso la Terra dei Carboidrati"

La Scoperta del Villaggio dei Carboidrati

CONSIGLIO: i carboidrati possono essere introdotti gradualmente nella dieta del bambino a partire dai 6 mesi di età, quando è generalmente consigliato iniziare lo svezzamento. Tuttavia, è importante consultare sempre il pediatra prima di introdurre nuovi alimenti nella dieta del bambino, poiché ogni bambino è unico e le raccomandazioni possono variare in base alle esigenze individuali.

Nel cuore del Regno delle Delizie, il giovane Alessio e sua madre Isabella intrapresero un nuovo viaggio magico.

Questa volta, il loro destino li portava attraverso la Terra dei Carboidrati, un luogo straordinario dove i cibi ricchi di questo nutriente essenziale prendevano vita in modi incredibili. Man mano che attraversavano un sentiero illuminato da pane fresco e pasta al dente, i due viaggiatori sentivano la magia dell'avventura che li attendeva.

Il paesaggio si trasformò davanti ai loro occhi mentre entravano nel Villaggio dei Carboidrati. I campi ondulati di grano dorato danzavano al vento, e gli alberi erano carichi di baguette croccanti e panini appena sfornati. Nel cuore del villaggio, Alessio e Isabella furono accolti da una coppia regale: il Re Pasta e la Regina Pane.

"Il benvenuto a voi, viaggiatori del gusto!" proclamò il Re Pasta con gioia, mentre il suo abito lungo fluiva come fusilli appena cotti. "Siamo onorati di avervi qui nella nostra Terra dei Carboidrati. Qui, ogni alimento fatto di carboidrati è un amico magico che offre energia e nutrimento."

La Regina Pane, con la sua tiara di spiga di grano, annuì con un sorriso gentile. "Sì, cari ospiti, i carboidrati sono la nostra fonte di energia principale. Speriamo che scoprirete la varietà di delizie che abbiamo da offrire."

Alessio e Isabella seguirono il Re e la Regina attraverso il villaggio, ammirando il panorama mozzafiato di focaccine soffici, pizze fragranti e torte appena sfornate. Lungo la strada, incontrarono due personaggi affascinanti: il Contadino Quinoa e la Fata Farina Integrale.

Il Contadino Quinoa raccontò loro la storia delle antiche tradizioni della quinoa, un carboidrato nutriente e ricco di proteine. "La quinoa è una vera forza nella Terra dei Carboidrati," disse, "è un'opzione versatile e leggera che può essere gustata fin dai primi mesi dello svezzamento."

La Fata Farina Integrale svelò il segreto della farina integrale, ricca di fibre e nutrienti essenziali. "La farina integrale è il cuore dei nostri pani e dolci," disse. "Può essere introdotta gradualmente nella dieta del Piccolo Eroe, apportando benefici nutrizionali importanti."

Con l'aiuto di questi nuovi amici, Alessio e Isabella esplorarono il mondo magico dei carboidrati. Assaggiarono un assortimento di piatti, dai semplici spaghetti ai tortellini ripieni di formaggio, scoprendo come i carboidrati potessero essere una parte deliziosa e nutriente della loro dieta.

Alla fine del loro viaggio, il Re Pasta e la Regina Pane offrirono ad Alessio e Isabella tre ricette magiche a base di carboidrati, pensate per soddisfare il palato e sostenere la crescita del giovane eroe:

Polpettine di Verdure miste (dai 12 mesi)

Ingredienti:

Verdure fresche (carote, zucchine, piselli)

Pane grattugiato q.b

Uova 1

Formaggio grattugiato q.b

Prezzemolo tritato

Procedimento:

Cuocere le verdure al vapore e schiacciarle finemente, se rilasciano troppa acqua, lasciarle nello scolapasta con un peso sopra per almeno 1h.

Mescolare le verdure con del pane grattugiato aggiungere le uova e il formaggio, l'impasto dovrà risultare omogeneo, formare piccole polpettine, metterle in una teglia unta con dell'olio e cuocerle in forno fino a doratura.

Pane Integrale al Formaggio (dai 12 mesi)

Ingredienti:

Farina integrale 500gr

Lievito un cucchiaino fresco o secco

Acqua 200gr

Formaggio a piacere

Sale 20 gr

Procedimento:

Mescolare la farina integrale, il lievito e l'acqua un po' alla volta, per ultimo il sale 20gr e impastare fino a ottenere un impasto elastico.

Lasciare lievitare fino al raddoppio del volume almeno per 4h.

Formare piccoli panini da 150gr

Cuocere in forno a 170° statico finché il pane risulta dorato e croccante e cospargerlo con del formaggio grattugiato una volta pronto.

Gnocchi al Pomodoro (dai 12 mesi)

Ingredienti:

Patate

Farina

Passata di pomodoro

Parmigiano grattugiato

Procedimento:

Cuocere le patate, schiacciarle e mescolarle con la farina fino a ottenere un impasto.

Formare piccole palline e cuocerle in acqua bollente fino a quando affiorano in superficie. Scaldare la passata di pomodoro e versarla sugli gnocchi.

Spolverare con parmigiano grattugiato prima di servire. Con queste nuove ricette e la conoscenza dei carboidrati, Alessio e Isabella avevano arricchito ulteriormente il loro bagaglio culinario.

Avevano imparato che i carboidrati potevano essere una parte deliziosa e nutriente della loro dieta, fornendo loro l'energia necessaria per continuare le loro avventure nel Regno delle Delizie.

Con i cuori pieni di gratitudine, i due protagonisti salutarono i loro nuovi amici e si prepararono per la prossima tappa del loro straordinario viaggio. Nel cuore della foresta magica, il giovane Alessio e sua madre Isabella si addentrarono in un'esperienza straordinaria:

L'Avventura dell'Albero dei Cereali.

Mentre camminavano attraverso sentieri incantati, il loro sguardo fu catturato da una visione sorprendente: l'Albero dei Cereali. Maestoso e imponente, l'albero era carico di chicchi dorati, scintillanti al sole come pepite preziose. L'incontro con il Saggio Guardiano dei Cereali fu un momento di pura magia.

Una figura rispettata e sagace, il Saggio Guardiano emanava un'aura di conoscenza e saggezza. "Benvenuti, viaggiatori della conoscenza," disse con un sorriso gentile. "Sono il Guardiano dei Cereali, e ho atteso a lungo il vostro arrivo. Siete pronti a scoprire i segreti nutritivi dei cereali integrali?"

Alessio e Isabella annuirono entusiasti e si avvicinarono al Saggio Guardiano per ascoltare le sue parole preziose. "I cereali integrali sono un dono magico della natura," iniziò il Saggio. "Sono alimenti che mantengono intatte tutte le loro parti nutritive, fornendo una fonte di energia sostenibile e duratura."

Il Saggio proseguì, spiegando come i cereali integrali, come l'avena, il farro, il grano integrale e la quinoa, fossero ricchi di fibre, vitamine e minerali essenziali. "Questi cereali magici supportano la salute del cuore, regolano il sistema digestivo e aiutano a mantenere stabili i livelli di zucchero nel sangue," affermò. "Sono ideali per alimentare il Piccolo Eroe durante le sue avventure e le sue sfide quotidiane."

Alessio e Isabella ascoltavano attentamente, assorbendo ogni parola del Saggio. "Ma come possiamo incorporare questi cereali nella nostra dieta?" chiese Isabella, curiosa.

Il Saggio Guardiano sorrise. "È più facile di quanto pensiate. Potete iniziare la giornata con un delizioso porridge di avena, arricchito con frutta fresca e noci. Oppure, potete preparare un'insalata di farro con verdure croccanti per il pranzo. Le opzioni sono infinite!"

"Ricordate, è importante scegliere sempre cereali integrali, poiché mantengono intatti i loro benefici nutrizionali," consigliò il Saggio. "Evitate prodotti raffinati e optate per alimenti il più naturali possibile."

Alessio e Isabella erano ispirati dalle parole del Saggio Guardiano e pronti ad abbracciare il potere nutritivo dei cereali integrali. Ringraziarono il Saggio per la sua saggezza e si avviarono con nuove conoscenze per continuare il loro viaggio nel Regno delle Delizie. Con il cuore colmo di gratitudine e la mente illuminata dalla conoscenza, Alessio e Isabella si allontanarono dall'Albero dei Cereali. Avevano imparato che i cereali integrali erano molto più di semplici alimenti, erano veri e propri alleati magici per la loro salute e il loro benessere.

Con la promessa di includere i cereali integrali nella loro dieta quotidiana, i due eroi proseguirono il loro cammino, pronti ad affrontare nuove sfide e a scoprire altre meraviglie nel Regno delle Delizie. Le ricette sono adatte a diverse fasi dello svezzamento, ma è sempre consigliabile consultare il pediatra prima di introdurre nuovi alimenti nella dieta del bambino.

Porridge di Avena con Frutta Fresca (dai 6 mesi in poi)

Ingredienti:

Avena integrale

Acqua o latte materno/formula

Frutta fresca a piacere (banane mature, mele cotte, pere)

Cannella (opzionale)

Procedimento:

Cuocere l'avena con acqua o latte secondo le istruzioni sulla confezione.

Tagliare la frutta a pezzetti e aggiungerla al porridge.

Aggiungere una spolverata di cannella per un tocco di sapore (opzionale).

Mescolare bene e lasciare intiepidire prima di servire.

Insalata di Farro con Verdure Croccanti (dai 8 mesi in poi)

Ingredienti:

Farro integrale

Verdure fresche a scelta (peperoni, cetrioli, pomodori)

Formaggio a cubetti (feta, mozzarella)

Erbe aromatiche (prezzemolo, basilico)

Olio d'oliva e limone per condire

Procedimento:

Cuocere il farro integrale seguendo le istruzioni sulla confezione.

Tagliare le verdure e il formaggio a cubetti.

Mescolare il farro con le verdure e il formaggio.

Condire con un filo di olio d'oliva e succo di limone, aggiungere le erbe aromatiche e mescolare bene.

Gnocchi di Quinoa con Sugo di Pomodoro (dai 10 mesi in poi)

Ingredienti:

Gnocchi di quinoa

Passata di pomodoro

Verdure a scelta (zucchine, carote)

Basilico fresco

Formaggio grattugiato (opzionale)

Procedimento:

Cuocere gli gnocchi di quinoa seguendo le istruzioni sulla confezione. Preparare un sugo di pomodoro con passata e basilico fresco. Aggiungere le verdure tagliate a pezzetti al sugo e cuocere fino a tenerle croccanti.

Mescolare gli gnocchi con il sugo, spolverare con formaggio grattugiato (se desiderato) e servire. Queste ricette rappresentano solo alcune delle meravigliose possibilità offerte dai cereali integrali. Sperimenta con ingredienti diversi e crea piatti nutrienti e gustosi per il

Piccolo Eroe, continuando a esplorare il mondo magico della Terra dei Cereali nel Regno delle Delizie.

L'atmosfera nel Regno delle Delizie:

era elettrizzante mentre Alessio e sua madre Isabella si avventuravano in una nuova avventura: la Sfida del Ponte dell'Equilibrio. Attraverso il fitto bosco, giunsero di fronte al maestoso Fiume dell'Equilibrio, un corso d'acqua che scorreva impetuoso e imprevedibile.

"Guarda là," disse Alessio con entusiasmo, indicando un piccolo pezzo di pane integrale che galleggiava sull'acqua. "Sembra che ci stia aspettando."

Il pezzo di pane si avvicinò lentamente, svelando una personalità vivace e un sorriso contagioso. "Ciao, viaggiatori coraggiosi!" esclamò. "Sono Crosty, l'abile navigatore del Fiume dell'Equilibrio. Siete pronti ad affrontare la sfida?"

Alessio e Isabella annuirono, pronti ad affrontare qualsiasi cosa per superare la sfida. "Cos'è la Sfida del Ponte dell'Equilibrio?" chiese Isabella.

Crosty si mise a ridere. "Beh, vedete, il Fiume dell'Equilibrio rappresenta la varietà e l'equilibrio nella vostra dieta. Ogni onda rappresenta un gruppo alimentare diverso: cereali, proteine, verdure e frutta. Il mio compito è guidarvi attraverso queste onde in modo che possiate mantenere un equilibrio sano." Con cautela, Alessio e Isabella salirono sul pezzo di pane e si spinsero in avanti.

Il Fiume dell'Equilibrio si dimostrò più travolgente di quanto avessero immaginato, con onde che si susseguivano rapidamente, ciascuna portando con sé un gruppo alimentare diverso.

Crosty li guidò abilmente, insegnando loro a bilanciare i cibi che consumavano. "Vedete, ogni gruppo alimentare ha il suo ruolo nella vostra dieta," spiegò. "I cereali integrali vi forniscono energia duratura, le proteine aiutano nella crescita e nel recupero, le verdure e la frutta apportano vitamine e minerali essenziali."

L'Equilibrio è la Chiave: Crosty sottolineò che non c'è bisogno di rinunciare completamente a un certo tipo di cibo. "L'equilibrio è ciò che conta," disse.

Ascoltate il Vostro Corpo Magico: Crosty incoraggiò Alessio e Isabella a prestare attenzione al loro corpo e ai segnali che esso invia. "Il vostro corpo è un magico alleato," disse. "Imparate a riconoscere quando siete sazi e quando avete fame. Non mangiate solo per abitudine o perché è l'ora del pasto, ma ascoltate il vostro corpo e rispondete alle sue esigenze."

"Ricordate," disse Crosty mentre si avvicinavano alla fine del fiume, "una dieta equilibrata è la chiave per una salute magica. Non c'è bisogno di evitare completamente alcun gruppo alimentare, ma piuttosto di fare scelte consapevoli e bilanciate."

Finalmente, Alessio e Isabella attraversarono con successo il Fiume dell'Equilibrio, sbarcando su terra ferma. Crosty li guardò con orgoglio. "Avete superato la sfida con coraggio e saggezza," disse. "Ora siete pronti per affrontare qualsiasi sfida nutrizionale che la Terra delle Delizie vi presenterà.

"Alessio e Isabella si guardarono soddisfatti, sapendo di aver appreso una lezione preziosa sull'importanza dell'equilibrio nella loro dieta. Con un sorriso di gratitudine, si salutarono da Crosty e proseguirono il loro viaggio nel Regno delle Delizie, consapevoli che avevano acquisito una nuova abilità magica per affrontare la loro crescita con successo.

Crosty, l'abile navigatore del Fiume dell'Equilibrio, condivise alcuni preziosi consigli con Alessio e Isabella per aiutarli a mantenere un equilibrio sano nella loro dieta e nella loro crescita. Ecco tre dei consigli che Crosty offrì loro:

Varietà Magica: Crosty sottolineò l'importanza di variare la loro dieta e di provare cibi diversi provenienti da tutti i gruppi alimentari. "Ogni cibo porta con sé il suo potere nutrizionale unico," disse. "Mangiare una varietà di alimenti vi fornirà una gamma completa di nutrienti necessari per la vostra crescita e il vostro benessere."

L'Equilibrio è la Chiave: Crosty sottolineò che non c'è bisogno di rinunciare completamente a un certo tipo di cibo. "L'equilibrio è ciò che conta," disse. "Se amate un certo cibo che potrebbe non essere considerato 'salutare', potete comunque includerlo nella vostra dieta, ma in modo moderato. L'importante è bilanciare le vostre scelte alimentari nel contesto di una dieta complessivamente equilibrata."

Ascoltate il Vostro Corpo Magico: Crosty incoraggiò Alessio e Isabella a prestare attenzione al loro corpo e ai segnali che esso invia. "Il vostro corpo è un magico alleato," disse. "Imparate a riconoscere quando siete sazi e quando avete fame. Non mangiate solo per abitudine o perché è l'ora del pasto, ma ascoltate il vostro corpo e rispondete alle sue esigenze. "Con questi consigli preziosi in mente, Alessio e Isabella si sentirono armati di conoscenza e fiducia mentre proseguivano il loro viaggio nel Regno delle Delizie. Avevano imparato l'arte dell'equilibrio e si sentivano pronti ad affrontare qualsiasi sfida nutrizionale con saggezza e consapevolezza.

L'Incontro con la Leggenda della Patata Magica

Mentre Alessio e Isabella proseguivano il loro viaggio nella Terra dei Carboidrati, si imbatterono in un personaggio insolito lungo il sentiero: una vecchia patata, rugosa e sorridente, che sembrava custodire un segreto magico. Con un sorriso gentile, la patata si avvicinò e si presentò come Patatina, la custode della Leggenda della Patata Magica.

"Benvenuti, viaggiatori coraggiosi," disse Patatina con voce calda e accogliente.

"Vi trovo in un momento speciale, perché ho una storia da condividere con voi, una storia di speranza e magia."

Alessio e Isabella si sedettero attentamente, incuriositi da ciò che avrebbe raccontato la vecchia patata.

"La Leggenda della Patata Magica narra di un tempo lontano, quando un villaggio intero si trovava in grave difficoltà," iniziò Patatina. "Le loro riserve erano esaurite e sembrava che non ci fosse via d'uscita. Ma in quel momento di bisogno, apparve la Patata Magica."

La patata continuò a raccontare la storia della Patata Magica, come i residenti del villaggio la coltivarono con cura e la trasformarono in una varietà di piatti deliziosi. Questi piatti, ricchi di carboidrati amidacei, fornirono l'energia necessaria per sostenere il villaggio durante i tempi difficili. Grazie alla Patata Magica, il villaggio superò le sfide e tornò a prosperare.

"Questa storia ci insegna che i carboidrati amidacei, come le patate, possono essere parte di una dieta equilibrata," disse Patatina. "Sono una fonte di energia preziosa, soprattutto quando affrontiamo momenti di crescita e sfide."

Alessio e Isabella ascoltarono attentamente, riflettendo sulla storia e sul messaggio che trasmetteva. Avevano imparato molto dalle loro avventure nella Terra dei

Carboidrati, e la Leggenda della Patata Magica aggiunse un nuovo strato di saggezza alla loro conoscenza.

"Ma non è finita qui," disse Patatina con un sorriso misterioso. "Ora vi insegnerò due ricette magiche che celebrano il potere delle patate nella cucina."

Zuppa Magica di Patate e Verdure (dai 8 mesi in poi)

Ingredienti:

Patate

Verdure miste (carote, zucchine, sedano)

Brodo vegetale

Prezzemolo fresco

Olio d'oliva

Procedimento:

Sbucciate e tagliate le patate e le verdure a pezzetti. In una pentola, scaldare un filo d'olio d'oliva e aggiungere le verdure. Rosolate per qualche minuto. Aggiungere le patate e il brodo vegetale. Cuocere finché le patate sono tenere.

Frullare il tutto fino a ottenere una zuppa cremosa. Servire con una spolverata di prezzemolo fresco.

Tortini di Patate Magiche (dai 10 mesi in poi)

Ingredienti:

Patate

Formaggio grattugiato (cheddar o altro)

Uova

Pangrattato

Sale e pepe

Procedimento:

Lessate le patate fino a che sono morbide, quindi schiacciatele con una forchetta. Aggiungere il formaggio grattugiato, le uova, il sale e il pepe. Mescolare bene. Formare piccoli tortini con il composto e passarli nel pangrattato. Cuocere i tortini in forno preriscaldato a 180°C fino a doratura.

Con queste ricette magiche in mano e la saggezza della Leggenda della Patata Magica nel cuore, Alessio e Isabella si preparavano a continuare il loro viaggio attraverso la Terra dei Carboidrati, con una nuova comprensione dell'importanza dei carboidrati amidacei nella loro dieta equilibrata.

La Festa del Pane Fresco e delle Lezioni Apprese

La Festa del Pane Fresco

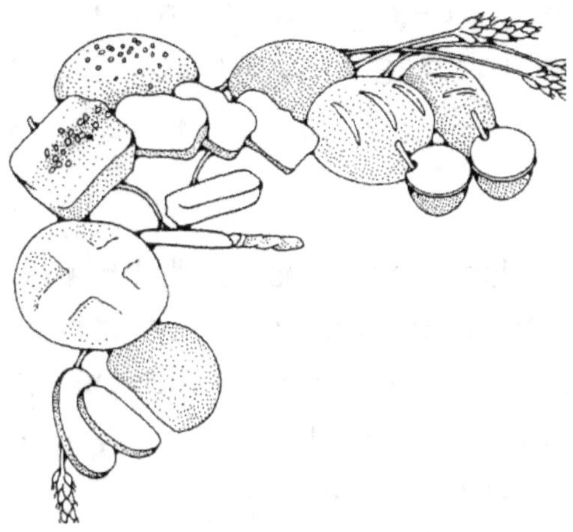

e delle Lezioni Apprese rappresentava il culmine del viaggio di Alessio e Isabella attraverso la Terra dei Carboidrati. Il magnifico villaggio era adornato con colorate bandiere e tavoli imbanditi di prelibatezze. Re Pasta e Regina Pane accolsero gli ospiti con sorrisi radiosi, invitandoli a condividere l'abbondanza di cibi appena sfornati.

L'aria era profumata di pane appena cotto e pasta al dente, e le risate e i suoni di allegria riempivano l'aria. Alessio e Isabella si unirono festosamente ai festeggiamenti, ammirando la vasta gamma di piatti a base di carboidrati che erano stati preparati per l'occasione.

Durante la festa, Re Pasta prese la parola. "Carissimi ospiti," disse con un tono caloroso, "oggi celebriamo non solo la bontà del pane fresco e della pasta, ma anche ciò che avete imparato nel vostro viaggio attraverso la Terra dei Carboidrati."

Isabella annuì, con un sorriso comprensivo. "Abbiamo imparato che i carboidrati vanno apprezzati e inclusi nella nostra dieta in modo consapevole e bilanciato," disse. "Non si tratta di evitarli, ma di sceglierli saggiamente e di bilanciarli con altri nutrienti."

Alessio aggiunse con entusiasmo: "Abbiamo incontrato creature magiche che ci hanno mostrato il potere dei carboidrati, come possono fornirci energia e aiutarci a crescere forti e sani.

"Re Pasta annuì con approvazione. "Esattamente. E per celebrare ciò che avete imparato, oggi vi offriamo una selezione di piatti deliziosi che comprendono vari tipi di carboidrati, dalla pasta al pane."

Durante la festa, Alessio e Isabella gustarono una varietà di pani appena sfornati, dalle baguette croccanti alle focacce aromatiche. Assaporarono anche piatti di pasta con salse ricche e colorate, godendo del loro sapore e delle lezioni che avevano imparato.

Mentre si godevano la festa, Alessio e Isabella riflettevano su come avrebbero integrato queste lezioni nella loro vita quotidiana. Avevano imparato che i carboidrati erano un componente essenziale di una dieta equilibrata e che potevano godere di questi cibi con saggezza e moderazione.

Al termine della festa, Re Pasta e Regina Pane si avvicinarono ad Alessio e Isabella. "Ricordate," dissero, "il segreto sta nell'equilibrio. Scegliete una varietà di carboidrati integrali e godeteli con gratitudine."

Alessio e Isabella annuirono, grati per le lezioni che avevano imparato. Mentre lasciavano la festa, portavano con sé la conoscenza di come integrare i carboidrati nella loro alimentazione in modo consapevole e salutare.

Ricette Magiche della Festa del Pane Fresco e delle Lezioni Apprese

Focaccia alle Erbe (dai 10 mesi in poi)

Ingredienti:

Farina integrale 500gr

Lievito un cucchiaino pieno di quello fresco

Acqua 200gr

Sale un cucchiaino

Olio d'oliva q.b

Procedimento:

In una ciotola, mescolare la farina, il lievito e il sale.

Aggiungere gradualmente l'acqua e impastare fino a ottenere un impasto omogeneo, farlo riposare e raddoppiare per almeno 4h.

Stendere l'impasto su una teglia da forno, formando uno strato uniforme.

Spennellare la superficie con olio d'oliva

Lasciare lievitare per un'altra ora, aggiungere gli spinaci con ricotta e poi cuocere in forno preriscaldato a 200°C fino a doratura.

Pasta Colorata con Salsa di Pomodoro Dolce (dai 12 mesi in poi)

Ingredienti:

Pasta integrale a colori (farfalle, penne, fusilli)

Pomodori freschi

Carote

Zucchine

Olio d'oliva

Formaggio cremoso 200gr

Sale (opzionale)

Procedimento:

Cuocere la pasta integrale in acqua salata fino a cottura al dente.

Nel frattempo, scaldare un filo d'olio d'oliva in una padella.

Aggiungere le carote e le zucchine tagliate a cubetti e cuocere fino a che sono tenere.

Aggiungere i pomodori tagliati a pezzetti e cuocere fino a che si ammorbidiscono.

Frullare il tutto aggiungendo il formaggio cremoso fino a ottenere una salsa liscia e dolce.

Mescolare la pasta con la salsa.

Con queste deliziose ricette e le lezioni apprese durante la Festa del Pane Fresco e delle Lezioni Apprese, Alessio e Isabella avevano acquisito una nuova comprensione dei carboidrati e dell'importanza di un approccio equilibrato nella loro alimentazione.

Capitolo 8 "La Leggenda della Coraggiosa Mangiatutto"

Il Racconto della Leggenda

Nelle pagine ingiallite del vecchio libro di fiabe, si svela una storia che avrebbe ispirato il capitolo successivo: "La Leggenda della Coraggiosa Mangiatutto". Era una storia tramandata da generazioni, incastonata nella Terra dell'Alimentazione Equilibrata, e raccontava di una giovane mangiatutto chiamata Lila.

Lila era una piccola e coraggiosa mangiatutto,

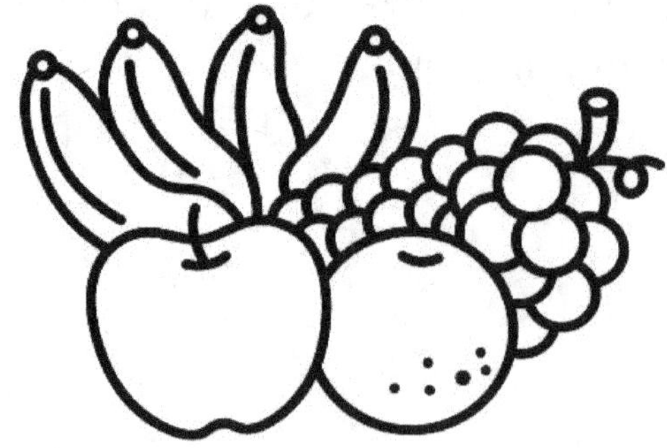

nota per il suo spirito audace e la determinazione nell'affrontare nuovi cibi e diverse consistenze.

Crescendo nella Terra dell'Alimentazione Equilibrata, Lila aveva incontrato molte sfide lungo il suo cammino. La sua storia era un messaggio di speranza e ispirazione per tutti i giovani mangiatori che stavano imparando a esplorare il mondo dei sapori.

Fin dalla sua tenera età, Lila aveva avuto una curiosità insaziabile e un desiderio di scoprire nuovi cibi. Tuttavia, come molti bambini, aveva anche i suoi timori e le sue incertezze. Spesso si ritrovava a fronteggiare cibi sconosciuti e consistenze insolite, ma Lila non si arrendeva mai.

La leggenda raccontava di come Lila avesse affrontato ogni sfida con coraggio e determinazione. Aveva imparato a superare i suoi timori provando piccoli assaggi di cibi nuovi ogni giorno. Grazie ai preziosi consigli dei saggi mangiatori della Terra dell'Alimentazione Equilibrata, Lila aveva imparato a comprendere l'importanza di una dieta varia e nutriente.

Un giorno, Lila si trovò di fronte a una tavola apparecchiata con una varietà di cibi mai visti prima. C'erano colorate verdure, proteine magre e cereali integrali. Invece di farsi prendere dal timore, Lila decise di affrontare la sfida con fiducia. Assaporò ogni boccone lentamente, scoprendo nuovi gusti. Si rese conto che ogni cibo aveva il suo ruolo nella sua alimentazione e che poteva gustare una vasta gamma di sapori senza paura.

Con il passare del tempo, Lila divenne un'abile mangiatutto, capace di apprezzare i cibi in tutta la loro varietà. La sua storia diventò una fonte di ispirazione per altri giovani mangiatori, dimostrando che il coraggio e la determinazione potevano superare qualsiasi timore legato ai nuovi cibi e alle diverse consistenze.

Questa leggenda, incisa nelle pagine del vecchio libro di fiabe, avrebbe insegnato ai giovani lettori dell'avventura di Alessio e Isabella l'importanza di affrontare i loro timori e di esplorare il mondo culinario con curiosità e apertura mentale. Con il sostegno dei consigli istruttivi e saggi dei loro amici, avrebbero scoperto che ogni cibo, se introdotto gradualmente e con pazienza, avrebbe potuto arricchire la loro alimentazione e contribuire alla loro crescita sana e felice.

L'Incontro con Pediatra saggio

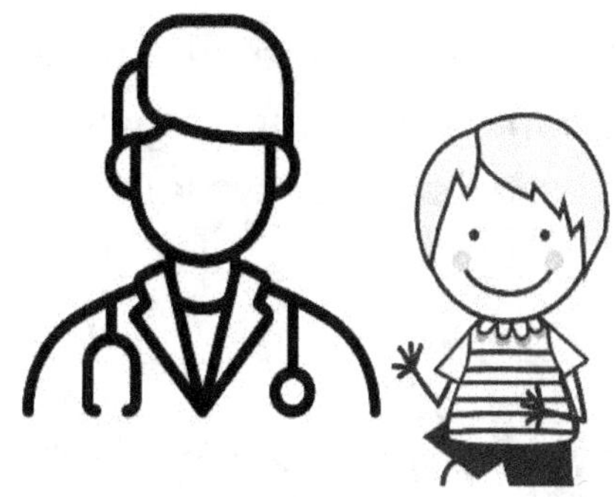

In un tranquillo mattino, Isabella e Alessio si avventurarono verso la montagna isolata, ansiosi di incontrare il Pediatra Saggio dell'Alimentazione. Attraversarono boschi e sentieri fino a raggiungere una piccola radura ai piedi della montagna, dove si diceva dimorasse il saggio.

Sulla cima della montagna, si ergeva una maestosa quercia, le sue foglie danzavano con il vento come se volessero guidare i visitatori.

Il Pediatra Saggio dell'Alimentazione era seduto accanto all'albero, un uomo anziano con occhi gentili e un sorriso accogliente. Sembrava emanare una tranquilla saggezza che aveva affrontato molte sfide.

Isabella e Alessio si avvicinarono con rispetto e curiosità. Il Pediatra Saggio li invitò a sedersi accanto a lui e iniziò a raccontare le storie personali che avevano segnato la sua crescita. Raccontò di quando era un giovane mangiatutto pieno di incertezze e paura dei cibi sconosciuti.

"Un tempo, anch'io ero come voi," cominciò il Pediatra Saggio. "Avevo paura dei cibi che non avevo mai provato prima. Mi sembrava che ogni cibo nuovo fosse un nemico da evitare. Ma poi ho imparato che l'unico modo per superare questa paura era affrontarla direttamente."

Raccontò di come aveva iniziato ad avvicinarsi ai cibi sconosciuti con un cuore aperto e una mente curiosa. Aveva scoperto che, con il giusto approccio, poteva trovare gioia e piacere nell'esplorare nuovi sapori e consistenze.

"La chiave è l'approccio graduale," continuò il Pediatra Saggio. "Ho imparato a introdurre piccole porzioni di cibi nuovi nella mia dieta, permettendo al mio corpo di abituarsi gradualmente.

E, con il passare del tempo, ho iniziato ad apprezzare la varietà e la ricchezza che questi cibi offrivano alla mia alimentazione."

Guardò Isabella e Alessio con occhi pieni di comprensione. "Sappiate che è normale avere paura dei cibi sconosciuti, ma non lasciate che questa paura vi blocchi. Siate coraggiosi come ho imparato a essere io. Affrontate ogni cibo con curiosità e pazienza, e scoprirete un mondo di sapori e possibilità."

Le parole del Pediatra Saggio risuonarono nei cuori di Isabella e Alessio. Avevano imparato che la paura poteva essere superata con determinazione e apertura mentale. Con gratitudine, ringraziarono il saggio per le sue preziose lezioni e si prepararono a tornare al loro regno con nuove conoscenze e prospettive.

Isabella e Alessio sapevano che avevano guadagnato molto dalla loro visita al Pediatra Saggio. Avevano imparato che la crescita era un viaggio pieno di sfide e opportunità, e che affrontare le proprie paure era il modo migliore per superarle.

La Prova del Coraggio

Con una gentilezza sorprendente, il Pediatra Saggio dell'Alimentazione affiancò Isabella e Alessio, svelando la Prova del Coraggio che li attendeva. "Ogni sfida che affronterete oggi sarà un passo verso la vostra crescita e il vostro apprendimento," disse con un sorriso. "Siate coraggiosi e fidatevi del vostro istinto."

La prima sfida consisteva nell'introdurre una piccola porzione di quinoa, un cereale ricco di proteine e nutrienti. Il Pediatra Saggio spiegò i benefici di questo cibo e come potesse aiutare Alessio nella sua crescita. "La quinoa è un alimento meraviglioso da scoprire," disse. "Ha un sapore delicato e una texture leggermente croccante. Provate a gustarla e a osservare la vostra reazione."

Con una leggera ansia, Alessio prese il cucchiaino di quinoa e lo portò alla bocca. Il suo volto si illuminò mentre scoppiava in un sorriso. "È buona, mamma!" esclamò. Isabella si unì al suo entusiasmo, notando quanto fosse gratificante vedere suo figlio provare qualcosa di nuovo.

La seconda sfida fu più audace: una piccola fetta di melone giallo, una frutta fresca e succosa. Il Pediatra Saggio spiegò come il melone potesse essere una piacevole sorpresa per i sensi di Alessio. "Chiudi gli occhi e senti la sua dolce fragranza," suggerì. "Lascia che la sua dolcezza si diffonda nel tuo palato."

Isabella e Alessio seguirono il consiglio del saggio. Alessio degustò il melone con un'espressione di meraviglia, mentre Isabella annuiva soddisfatta. "È come una dolce e rinfrescante sorpresa!" esclamò Alessio, dimostrando quanto un semplice assaggio potesse aprire nuovi orizzonti.

La terza sfida portò Isabella e Alessio a esplorare nuove consistenze: una porzione di yogurt con pezzetti di frutta fresca. Il Pediatra Saggio spiegò l'importanza di introdurre cibi strutturati nella dieta di Alessio per sviluppare la masticazione e la coordinazione. "Mangia con calma e assapora la combinazione di sapori e consistenze," consigliò.

Isabella aiutò Alessio a gustare lo yogurt, assicurandosi che si prendesse il tempo necessario per masticare con attenzione. Il sorriso di Alessio mostrava chiaramente che aveva apprezzato l'esperienza. "È diverso, ma mi piace!" disse, dimostrando quanto potesse essere gratificante affrontare nuove sfide.

Alla fine delle sfide, Isabella e Alessio si ritrovarono accanto al Pediatra Saggio, il cui sguardo era colmo di orgoglio. "Avete dimostrato un grande coraggio e una curiosità meravigliosa," disse. "Ogni passo che avete fatto oggi vi porterà più vicini a un'alimentazione equilibrata e varia. Siate sempre aperti alle nuove esperienze e ai sapori che il mondo culinario ha da offrire."

Isabella e Alessio si guardarono con soddisfazione, consapevoli di aver superato con successo la Prova del Coraggio. Avevano imparato che l'approccio graduale e l'apertura mentale potevano rendere l'esplorazione dei cibi una piacevole avventura.

L'Incontro con il Mangiatutto Leggendario

Mentre Isabella e Alessio attraversavano la folta foresta, i loro passi li guidarono in un luogo magico e nascosto, dove incontrarono il leggendario Mangiatutto. Era un personaggio affascinante, con un sorriso luminoso e occhi scintillanti di avventura. Il Mangiatutto aveva una presenza affascinante, come se portasse con sé l'energia delle esperienze culinarie che aveva vissuto.

"Benvenuti, cari amici," disse il Mangiatutto con calore. "Sono felice di vedervi qui. So che state cercando di superare le vostre paure e scoprire il piacere di esplorare nuovi cibi."

Isabella e Alessio si sedettero accanto al Mangiatutto, ansiosi di ascoltare le sue storie e i suoi consigli.

"Un tempo, anch'io avevo molte paure riguardo ai cibi sconosciuti," cominciò il Mangiatutto. "Ma ho imparato che l'unico modo per superare queste paure è attraversare la soglia dell'ignoto con curiosità e coraggio."

Raccontò di come aveva iniziato con piccoli passi, assaggiando cibi nuovi uno alla volta. "Ho capito che ogni cibo ha una storia da raccontare e un sapore da condividere. E quando ho imparato ad ascoltare attentamente, ho scoperto un mondo di sapori e aromi che non avrei mai immaginato."

Il Mangiatutto condivise anche alcuni trucchi che avevano reso il suo viaggio alimentare più interessante. "Ho imparato a esplorare cibi simili in modi diversi. Ad esempio, se mi piacevano le carote crude, ho provato anche a cuocerle per scoprire un nuovo sapore e una consistenza diversa."

I consigli del Mangiatutto erano illuminanti. "Ricordate che l'esplorazione alimentare è un viaggio personale. Non abbiate fretta e non temete di tornare indietro se qualcosa non vi piace. L'importante è continuare a cercare e a sperimentare."

Isabella e Alessio ascoltarono attentamente, assorbendo ogni parola del Mangiatutto. Avevano imparato che l'esplorazione dei cibi poteva essere un'avventura entusiasmante, arricchita dalle diverse esperienze e dai diversi punti di vista. Con un senso di gratitudine, ringraziarono il Mangiatutto per le sue sagge parole e i suoi preziosi insegnamenti.

"Mangiate con gioia e apertura," disse il Mangiatutto con un sorriso. "E ricordate sempre che ogni cibo che esplorate è un passo verso una connessione più profonda con voi stessi e con il mondo che vi circonda."

Con il cuore pieno di ispirazione, Isabella e Alessio salutarono il Mangiatutto e continuarono il loro viaggio con un nuovo spirito di curiosità e fiducia.

La Celebrazione del Coraggio:

Con il cuore colmo di ispirazione e gratitudine, Isabella e Alessio fecero ritorno alla comunità della Terra dell'Alimentazione Equilibrata. Avevano attraversato un viaggio straordinario, scoprendo il coraggio necessario per sperimentare nuovi cibi e abbracciare l'esplorazione alimentare con gioia e apertura.

La notizia del loro viaggio e delle sfide affrontate si diffuse rapidamente tra gli abitanti del villaggio. La comunità accolse Isabella e Alessio con entusiasmo, ansiosa di ascoltare le loro storie e di condividere il loro coraggio.

Una grande festa fu organizzata in onore del Coraggioso Mangiatutto, il leggendario esploratore alimentare che aveva ispirato Isabella, Alessio e tanti altri. Tavoli erano carichi di piatti vari e colorati, rappresentando la diversità culinaria della Terra dell'Alimentazione Equilibrata.

Durante la festa, Isabella e Alessio condivisero le loro esperienze e i loro insegnamenti. Raccontarono delle sfide affrontate, dei nuovi sapori scoperti e delle lezioni apprese dal Mangiatutto e dal Pediatra Saggio. Gli abitanti del villaggio ascoltarono attentamente, sorridendo e annuendo in segno di comprensione.

Quando giunse il momento di celebrare il Coraggioso Mangiatutto, Isabella e Alessio lo fecero con orgoglio e gratitudine. Alzando i loro bicchieri, proposero un brindisi all'avventura, al coraggio e alla gioia di esplorare il mondo dei cibi con mente aperta. La festa fu un momento di condivisione e di unione, dove gli abitanti del villaggio si impegnarono a essere più avventurosi nell'approccio ai cibi. Avevano imparato che ogni piatto portava con sé una storia da scoprire e che l'esplorazione alimentare poteva arricchire le loro vite in modi sorprendenti.

Alla fine della festa, Isabella e Alessio si ritrovarono sotto il cielo stellato, riflettendo sulla loro avventura e sulle lezioni apprese. Si resero conto che il coraggio di sperimentare nuovi cibi aveva portato loro non solo a una più ampia varietà culinaria, ma anche a una maggiore fiducia in sé stessi e nelle proprie scelte.

Con un sorriso complice, si strinsero la mano e si unirono al resto della comunità per ballare e celebrare insieme. Avevano imparato che il coraggio era un dono prezioso che poteva trasformare l'esperienza alimentare in un'avventura affascinante e appagante.

Quando la notte scese e i fuochi della festa bruciarono ancora, il villaggio della Terra dell'Alimentazione Equilibrata continuò a risplendere con luce e gioia. Isabella e Alessio si ritirarono con il cuore colmo di gratitudine e di nuove speranze.

Avevano abbracciato il potere del coraggio e sapevano che, con questo prezioso alleato, avrebbero continuato il loro viaggio nell'esplorazione culinaria con passione e determinazione.

Con un messaggio di amore e di speranza, il capitolo si chiuse, lasciando i lettori con la consapevolezza che il coraggio poteva aprire le porte a un mondo di scoperte gustative e di crescita personale. Isabella, Alessio e l'intera comunità erano pronti a continuare il loro percorso, armati di coraggio e pronti ad abbracciare l'avventura dell'alimentazione equilibrata con cuore aperto e mente curiosa.

Capitolo 9 "I Picky Eater e il Segreto della Variazione"

I Picky Eater e il Segreto della Variazione

Nella Terra dello Svezzamento, i protagonisti Isabella e Alessio si trovavano di fronte a una nuova sfida culinaria: i Picky Eater. Si trattava di un gruppo di creature timide e capricciose, noti per il loro particolare atteggiamento verso il cibo. I Picky Eater erano stanchi dei soliti cibi e si dimenavano a tavola, cercando qualcosa di nuovo e interessante da mangiare.

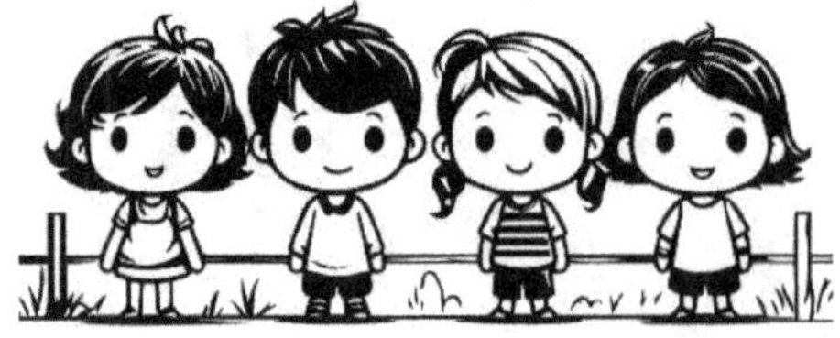

Un giorno, mentre esploravano la vivace comunità, Isabella e Alessio notarono i Picky Eater intenti a scartavetrare il cibo sulle loro piattine. Si avvicinarono con curiosità, desiderosi di comprendere le loro paure e le loro esigenze.

"Salve, cari amici," disse Isabella con gentilezza. "Abbiamo notato che state cercando di trovare qualcosa di speciale da mangiare."

I Picky Eater alzarono gli sguardi, visibilmente sorpresi dall'attenzione. Uno di loro, un piccolo Picky Eater con occhi grandi e curiosi, si avvicinò.

"Sì," disse timidamente, "siamo stanchi dei soliti cibi. Vogliamo qualcosa di nuovo, ma siamo un po' spaventati dall'ignoto."

Alessio sorrise comprensivamente. "Capisco come ci si possa sentire. Anche noi siamo passati attraverso avventure culinarie simili. Ma vi assicuro che c'è un mondo di sapori da esplorare là fuori."

Così, Isabella e Alessio si sedettero con i Picky Eater e iniziarono a condividere le loro esperienze di esplorazione culinaria. Raccontarono delle avventure nella Terra dei Carboidrati, delle scoperte nel Bosco delle

Stagioni e delle lezioni apprese dal Mangiatutto Leggendario.

I Picky Eater ascoltarono con attenzione, i loro occhi brillanti di curiosità. Erano affascinati dalle storie di coraggio e di scoperta. Tuttavia, ancora titubanti, chiesero consigli su come iniziare il loro viaggio verso nuovi sapori.

"La chiave è la variazione," spiegò Isabella. "Provate a introdurre piccole quantità di nuovi cibi durante i pasti. Iniziate con quelli simili a quelli che già vi piacciono. Man mano che vi abituate a nuovi sapori, potrete sperimentare combinazioni più audaci."

Alessio annuì. "E ricordate che l'esplorazione alimentare è un viaggio personale. Non abbiate paura di scartare ciò che non vi piace, ma datemi una possibilità a nuove esperienze."

I Picky Eater sembravano riflettere sulle parole dei due amici. Sapevano che il cambiamento poteva essere spaventoso, ma ora erano ispirati a provare.

"Potreste anche coinvolgere i vostri amici e familiari," suggerì Isabella. "Organizzate serate in cui ciascuno porta un nuovo piatto da provare. In questo modo, potrete condividere l'avventura e ridurre la paura dell'ignoto."

I Picky Eater si scambiarono sguardi entusiasti, illuminati dalla prospettiva di un nuovo inizio. Si resero conto che l'esplorazione culinaria non era solo un modo per scoprire nuovi sapori, ma anche un'opportunità per condividere momenti speciali con gli amici e la famiglia. Così, con un senso di rinnovato coraggio, i Picky Eater si misero in moto. Iniziarono a sperimentare nuovi cibi, ad abbracciare sapori diversi e a rompere le barriere delle loro abitudini alimentari. Isabella e Alessio li osservarono con orgoglio, sapendo di aver contribuito a guidare un cambiamento positivo nella Terra dello Svezzamento.

La Missione di Trovare il Segreto

Dopo aver ispirato i Picky Eater a esplorare nuovi sapori, Isabella e Alessio sentirono il desiderio di condividere il loro insegnamento con il resto del mondo. Avevano sentito parlare di un misterioso "Segreto della Variazione", un tesoro nascosto che prometteva di risolvere i problemi dei Picky Eater in ogni angolo del regno dello svezzamento. Decisero di intraprendere una missione per trovarlo e portare la gioia della scoperta a tutti.

Si misero in viaggio, armati di curiosità e determinazione. Seguirono antiche mappe e istruzioni, cercando saggi che avrebbero potuto guidarli nella loro ricerca. Lungo il percorso, incontrarono personaggi affascinanti e impararono lezioni preziose sulla varietà del cibo e l'arte dell'esplorazione culinaria. Il loro primo incontro fu con il Vecchio Contadino, un saggio anziano che coltivava una vasta gamma di prodotti. Con un sorriso, raccontò loro dell'importanza di coltivare e consumare una varietà di alimenti, così come la terra stessa beneficia di una rotazione delle colture.

"Il segreto sta nell'equilibrio," disse, "così come la terra ha bisogno di diversità per prosperare, anche il corpo trae vantaggio da una dieta ricca e variata." Successivamente, Isabella e Alessio si imbatterono nel Cuoco Viaggiatore, un esperto cuoco che aveva viaggiato per tutto il mondo per imparare nuove ricette e sapori.

Con passione, condivise storie di piatti esotici e dell'importanza di sperimentare con ingredienti diversi. "La varietà è la chiave per mantenere l'entusiasmo e la curiosità a tavola," spiegò. "Ogni cultura ha il suo tesoro culinario da offrire."

Man mano che proseguivano, impararono anche dal Mago delle Spezie, che conosceva l'arte di combinare aromi e sapori per creare piatti magici. "Le spezie sono come la variazione nei cibi," disse il Mago. "Possono trasformare un piatto noioso in una festa di sapori, proprio come l'esplorazione culinaria può trasformare una dieta monotona in un'avventura appassionante."

Infine, Isabella e Alessio giunsero al Cospetto del Custode del Segreto, un saggio che custodiva le conoscenze più profonde sulla variazione alimentare. Con calma, condivise con loro il vero segreto: "La variazione è la chiave per soddisfare il corpo e l'anima. Mangiare una varietà di cibi significa fornire al corpo tutti i nutrienti di cui ha bisogno per crescere forte e sano.

Ma non è solo una questione fisica. È anche un modo per arricchire la mente e l'anima attraverso nuove esperienze, trasformare le paure alimentari in curiosità e gioia, dimostrando che l'esplorazione culinaria poteva essere una vera avventura per il corpo e lo spirito''.

La Prova della Variazione

Con il Segreto della Variazione a cuore, Isabella e Alessio si dedicarono a una missione speciale: dimostrare ai Picky Eater che i nuovi cibi potevano essere deliziosi e affascinanti. Con l'aiuto prezioso del Maestro degli Ingredienti, si prepararono per l'evento culinario più atteso della Terra dello Svezzamento: il banchetto della variazione. Le preparazioni iniziarono nei giorni precedenti all'evento. Isabella e Alessio si unirono al Maestro in cucina, armati di curiosità e creatività. Scegliendo una vasta gamma di ingredienti freschi e nutrienti, iniziarono a pianificare una serie di piatti unici e sorprendenti. La tavola venne allestita con cura, impreziosita da colorate tovagliette e decorazioni che richiamavano la varietà della natura. I Picky Eater erano invitati a partecipare all'evento, e l'atmosfera era carica di aspettative e curiosità.

Il banchetto ebbe inizio con un'esplosione di colori e sapori. Isabella e Alessio presentarono una serie di piatti che sembravano usciti direttamente da un quadro: un arcobaleno di insalate di frutta, una torre di verdure croccanti e una selezione di panini artistici.

Ogni piatto incorporava ingredienti diversi, combinati in modi inaspettati per creare una sinfonia di sapori. Il Maestro degli Ingredienti prese la parola, condividendo il segreto della variazione con tutti i presenti.

Spiegò come l'esplorazione culinaria potesse essere avvincente e divertente, e come i Picky Eater potessero ampliare i loro orizzonti gustativi attraverso la sperimentazione.

I Picky Eater si avvicinarono con cautela ai piatti, ma ben presto furono attratti dalla bellezza e dalla curiosità di ciò che avevano davanti. Uno dopo l'altro, iniziarono a prendere assaggi e a esplorare i sapori sorprendenti. Le espressioni di sorpresa e soddisfazione si diffusero sul loro viso, mentre scoprivano il piacere di nuove combinazioni di sapori.

Il Cambiamento dei Picky Eater

La festa della variazione aveva scatenato una trasformazione magica nei cuori e nei gusti dei Picky Eater. Mentre assaporavano le pietanze creative e sperimentavano sapori nuovi di zecca, qualcosa di straordinario stava accadendo. Le espressioni di timidezza e incertezza lasciavano spazio a sorrisi di meraviglia e di soddisfazione.

Osservando gli altri avventurarsi tra i piatti colorati e aromatici, i Picky Eater iniziarono a farsi avanti. La curiosità li spinse a prendere il primo boccone, e poi un altro, fino a quando si lasciarono trasportare dalle sensazioni inaspettate che scaturivano dai loro palati. Era come se una nuova finestra si fosse aperta sul mondo del cibo, rivelando infinite possibilità.

Man mano che esploravano le varie creazioni culinarie, i Picky Eater si resero conto di quanto fosse affascinante e appagante sperimentare nuovi gusti. Scoprirono che la variazione poteva rendere ogni pasto un'avventura e che il cibo poteva essere molto più di un semplice nutrimento. Era un viaggio emozionante alla scoperta di sapori, consistenze e culture diverse.

I Picky Eater iniziarono a scambiarsi sorrisi compiaciuti e a condividere commenti entusiasti su ciò che stavano gustando. Si sentivano uniti da questa esperienza condivisa, mentre attraversavano insieme il percorso della scoperta alimentare. La tavola si animò di conversazioni allegre e di condivisione di esperienze, creando un'atmosfera di leggerezza e di gioia.

Alla fine della serata, quando i piatti erano stati assaporati e le risate avevano riempito l'aria, i Picky Eater si ritrovarono in cerchio. Si guardarono intorno con occhi brillanti e sorrisi luminosi. Era chiaro che qualcosa di magico era avvenuto: avevano superato le loro paure e avevano abbracciato con entusiasmo la variazione.

Con un senso di determinazione e fiducia, i Picky Eater si alzarono in piedi. Si rivolsero a Isabella, Alessio e al Maestro degli Ingredienti con parole di gratitudine e promesse di cambiamento. Dichiararono di essere pronti a diventare avventurosi esploratori alimentari, disposti a lasciarsi sorprendere dai cibi nuovi e a intraprendere nuovi viaggi culinari.

Mentre i protagonisti osservavano questa trasformazione a cuore aperto, si resero conto dell'importanza della variazione non solo nella dieta, ma anche nella vita di tutti i giorni. Si erano resi conto che l'apertura alla novità e la volontà di sperimentare potevano portare gioia, arricchimento e connessione con gli altri.

Con un abbraccio caloroso e parole di incoraggiamento, Isabella, Alessio e il Maestro degli Ingredienti salutarono i Picky Eater. Si sentivano orgogliosi di aver contribuito a questa preziosa trasformazione e sapevano che il legame creato quella sera sarebbe durato nel tempo.

Mentre la festa si concludeva e tutti si preparavano a lasciare, un sentimento di gratitudine pervase l'aria. I Picky Eater si allontanarono con un nuovo spirito di avventura e una comprensione più profonda del potere della variazione. Isabella, il piccolo Alessio e il Maestro si scambiarono uno sguardo complice, sapendo che avevano diffuso un po' di magia culinaria e avevano creato un cambiamento positivo nel mondo del cibo e dell'alimentazione.

Capitolo 10 Il Trionfo del Tavolo dei Grandi Sapori

La Collaborazione per la Festa Finale

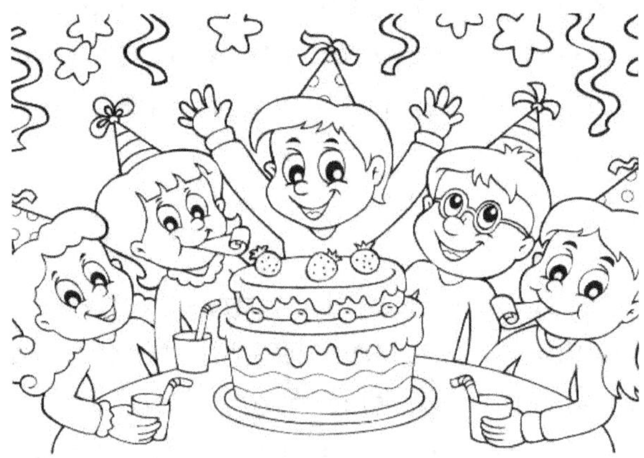

Il viaggio attraverso la Terra dello Svezzamento stava giungendo alla sua conclusione, e Isabella e Alessio si erano trasformati da semplici esploratori in avventurieri culinari coraggiosi. Avevano imparato tanto sulla varietà e l'equilibrio nella dieta, sulla magia degli alimenti di stagione e sull'importanza di sperimentare nuovi gusti. E ora, si trovavano di fronte a un nuovo e sorprendente capitolo: il Tavolo dei Grandi Sapori.

Ispirati dalla loro straordinaria esperienza con i Picky Eater e dal cambiamento che avevano aiutato a promuovere, Isabella e Alessio avevano deciso di condividere le loro scoperte con la comunità. Avevano organizzato un evento speciale, un banchetto dove avrebbero presentato una vasta gamma di piatti creativi e nutrienti, dimostrando come l'esplorazione culinaria potesse essere sia gustosa che salutare.

La sala era decorata con colorate bandiere e centinaia di luci scintillanti, creando un'atmosfera di festa e di eccitazione. Il Tavolo dei Grandi Sapori era il fulcro dell'evento, un'enorme tavolata coperta di piatti succulenti e colorati. C'era una varietà di cibi, dai cereali integrali alle verdure di stagione, dalle proteine magre ai latticini ricchi di calcio.

Gli abitanti della Terra dello Svezzamento si riunirono intorno al Tavolo, curiosi ed emozionati di scoprire cosa avessero preparato Isabella e Alessio.

Le espressioni di meraviglia e di anticipazione erano chiaramente visibili sui volti di tutti. Era un momento di condivisione e di connessione, dove le famiglie si univano per esplorare nuovi sapori e scoprire il piacere del cibo sano e delizioso.

Isabella e Alessio si alzarono in piedi di fronte al Tavolo dei Grandi Sapori, pronti a condividere il loro viaggio e le loro scoperte. Condivisero le lezioni apprese dai loro incontri con le diverse creature magiche, i consigli preziosi dei saggi e le avventure culinarie che avevano vissuto.

Raccontarono delle sfide affrontate e delle paure superate, ispirando gli altri a seguire le loro orme. "Mamma ed io abbiamo imparato che il cibo può essere un'esperienza magica," disse Alessio con un sorriso. "Abbiamo imparato a esplorare, a sperimentare e ad abbracciare nuovi gusti. E oggi vogliamo condividere questa magia con tutti voi."

Isabella prese la parola, aggiungendo: "Ogni pasto può essere un'avventura, ogni boccone può essere un momento di scoperta. Speriamo che il Tavolo dei Grandi sapori vi ispiri a essere audaci nelle vostre scelte alimentari e vi mostri che il cibo è molto più di un semplice nutrimento.

È un modo per connettersi con la natura, con gli altri e con noi stessi. "I presenti annuirono con entusiasmo e applausi, condividendo l'entusiasmo di Isabella e Alessio. Si avvicinarono al Tavolo dei Grandi Sapori e iniziarono a esplorare i vari piatti, scoprendo nuovi gusti e apprezzando la varietà di sapori che la Terra dello Svezzamento aveva da offrire. Mentre la festa continuava, le risate riempivano l'aria e gli odori deliziosi avvolgevano la sala, Isabella e Alessio si guardarono intorno con gratitudine.

Si resero conto di quanto fosse stato importante il loro viaggio e di quanto avessero imparato lungo il percorso. Avevano condiviso la loro conoscenza e la loro passione con gli altri, ispirando una comunità a sperimentare, a esplorare e a abbracciare una varietà di sapori e di cibi.

Con il cuore colmo di gioia e soddisfazione, Isabella e Alessio sapevano che il loro viaggio non era ancora finito. Avevano aperto la strada a un nuovo modo di esplorare il cibo e avevano creato una connessione speciale tra le persone e gli alimenti che avrebbero continuato a crescere nel tempo. E mentre la festa proseguiva, guardavano avanti con entusiasmo a tutte le avventure culinarie che ancora li aspettavano.

Il Tavolo dei Grandi Sapori e il Messaggio Finale

Il Gran Banchetto proseguiva, e il Tavolo dei Grandi Sapori era un tripudio di colori, sapori e profumi ognuno di loro portava qualcosa che aveva appreso in questo viaggio. Isabella e Alessio che era cresciuto grande e forte e tutti gli abitanti della Terra dello Svezzamento si erano radunati attorno al banchetto, pronti a sperimentare una festa culinaria unica nel suo genere. I piatti erano una raffinata rappresentazione delle conoscenze e delle avventure culinarie affrontate nei capitoli precedenti, un vero e proprio omaggio alla varietà e all'equilibrio alimentare.

Gli ospiti si sedettero e iniziarono ad assaporare le prelibatezze davanti a loro. C'era un piatto di pasta integrale con verdure fresche e una salsa leggera, un'insalata croccante e colorata di stagione, e un misto di proteine magre accompagnate da una selezione di cereali integrali. I sapori si mescolavano armoniosamente, e ogni boccone era una scoperta di gusti nuovi e accattivanti.

Mentre le conversazioni e le risate riempivano l'aria, Isabella e Alessio si alzarono per un discorso finale. Si guardavano negli occhi, sorridendo con orgoglio e gratitudine per il viaggio che avevano intrapreso insieme.

"Oggi, siamo riuniti qui per celebrare la varietà e l'avventura nel cibo," iniziò Isabella, rivolgendosi alla folla con calore. "Abbiamo viaggiato attraverso terre magiche, incontrato creature straordinarie e imparato preziose lezioni sulla nutrizione e sulla sperimentazione. "Dopo tutte queste avventure anche Alessio era cresciuto, era bello alto e sano. Anche io vorrei aggiungere un mio pensiero, disse: "Abbiamo imparato che il cibo non è solo nutrimento per il corpo, ma anche nutrimento per l'anima. Ogni boccone è un'opportunità di esplorare nuovi mondi di sapori e di scoprire l'arte di combinare ingredienti in modi magici.

Questo libro lo tramanderò anche ai miei figli e amici. Vi ringrazio di cuore per averci accompagnato. I presenti ascoltavano attentamente, catturati dalle parole dei due protagonisti e dalla passione che traspariva dai loro discorsi.

"La varietà è la chiave," continuò Isabella con fervore. "È attraverso la varietà che possiamo garantire che il nostro corpo riceva tutti i nutrienti di cui ha bisogno per crescere forte e sano. Ma la varietà non riguarda solo il cibo fisico, riguarda anche l'apertura a nuove esperienze e alla scoperta di ciò che il mondo culinario ha da offrire. "Alessio annuì, Anche il papà di Alessio voleva aggiungere qualcosa: Oggi vogliamo incoraggiarvi tutti a sperimentare. Provate cibi nuovi, esplorate combinazioni insolite e abbracciate la varietà con gioia. Siate curiosi, siate avventurosi e siate aperti alle sorprese che il cibo può portare." Siate sempre uniti come famiglia e supportate le mamme che fanno la maggior parte del lavoro non lasciate mai da soli le mamme e i vostri figli abbiate sempre parole gentili, dobbiamo essere uniti. Grazie. Tutti applaudirono e sapevano che anche se il Papà di Alessio lavorava molto era un uomo sempre presente ad aiutare la sua Famiglia.

Mentre il discorso dei protagonisti giungeva alla sua conclusione, un applauso caloroso risuonò attraverso la sala. Le persone si alzarono e si abbracciarono, condividendo l'entusiasmo e la determinazione di abbracciare una dieta ricca di varietà e scoperta.

La festa continuò nel cuore della notte, con cibi deliziosi, conversazioni gioiose e risate contagiose. Mentre i protagonisti osservavano i loro amici e vicini gustare il frutto del loro viaggio, sapevano che il messaggio della varietà e dell'esplorazione aveva raggiunto i cuori di tutti.

"Che la Terra dello Svezzamento sia sempre un luogo di avventura culinaria e di scoperta," concluse Isabella con una lacrima di gratitudine negli occhi. "E che ogni pasto sia un'opportunità di connettersi con il cibo, con gli altri e con sé stessi. Grazie a tutti per essere qui e per condividere questa meravigliosa festa con noi."

Le parole di Isabella risuonarono nell'aria, riempiendo la sala di una profonda gratitudine e un senso di unità. Mentre il sole tramontava e la luce delle stelle illuminava il cielo, Isabella, Alessio e tutti gli abitanti della Terra dello Svezzamento si ritrovarono ancora una volta riuniti intorno al cibo, pronti a esplorare, scoprire e celebrare la varietà dei sapori e delle esperienze che la vita aveva da offrire.

Piccoli consigli per tutti voi da una neomamma

Crescere con Curiosità: incoraggiate il vostro bambino a mantenere viva la curiosità verso il cibo e il mondo che lo circonda. Esplorare nuovi sapori e ingredienti può arricchire la sua comprensione e apprezzamento del cibo, contribuendo a una dieta varia e bilanciata.

Comunicazione Aperta: mantenete un dialogo aperto con il vostro bambino riguardo al cibo. Chiedete cosa gli piace, cosa vorrebbe provare e coinvolgetelo nelle scelte alimentari. Questo non solo favorisce una relazione positiva con il cibo, ma aiuta anche a rispondere alle sue esigenze e preferenze.

Crea Momenti Speciali: fornite esperienze culinarie divertenti e significative. Coinvolgete il vostro bambino nella preparazione dei pasti, organizzate pic-nic in natura o serate a tema culinario. Questi momenti contribuiscono a creare ricordi felici legati al cibo e possono incentivare l'interesse per una varietà di alimenti.

Nuove Ricette:

Risotto Arcobaleno (dai 12 mesi):

Ingredienti:

Riso integrale

Verdure di stagione (come zucchine, peperoni, carote, piselli)

Brodo vegetale

Olio d'oliva

Formaggio grattugiato (opzionale)

Procedimento: cuocere il riso nel brodo, tagliare a piccoli pezzi le verdure e cuocerli con un filo di olio extra vergine d'oliva e sfumarle con il brodo fino a che non sono morbide. Sale q.b

Frullato Vitamina Splash (dai 12 mesi):

Ingredienti:

Banana matura

Fragole fresche

Spinaci freschi

Yogurt naturale

Latte scremato

Procedimento:

Taglia la banana e le fragole a pezzetti.

In un frullatore, unisci le banane, le fragole, gli spinaci, lo yogurt e il latte materno o la formula.

Frulla fino a ottenere una consistenza liscia e omogenea.

Versa in un bicchiere colorato e divertente per un frullato ricco di vitamine e colori.

Ricette Vegane (Salate):

Hummus alle Erbe Fresche

Età consigliata: da 12mesi in poi

Ingredienti:

1 lattina di ceci sciacquati e sgocciolati

Succo di 1 limone

2 cucchiai di tahini (pasta di sesamo)

2 cucchiai di olio d'oliva

1 cucchiaino di origano fresco tritato

Procedimento:

In un frullatore, mescola tutti gli ingredienti fino a ottenere una consistenza liscia.

Servi con pezzi di verdure fresche per l'immersione o spalmalo su fette di pane tostato.

Pasta di Lenticchie al Pomodoro

Età consigliata: 12 mesi e oltre

Ingredienti:

1 tazza di pasta di lenticchie

1 tazza di passata di pomodoro

1 carota, tagliata a cubetti

1 zucchina, tagliata a cubetti

1 spicchio d'aglio, tritato

Olio d'oliva

Procedimento:

Cuoci la pasta di lenticchie seguendo le istruzioni sulla confezione.

In una padella, scalda un po' di olio d'oliva e aggiungi aglio, carota e zucchina. Cuoci finché le verdure sono tenere.

Aggiungi la passata di pomodoro e lascia cuocere per alcuni minuti.

Unisci la pasta di lenticchie cotta alla salsa e mescola bene.

Tofu al Curry con Quinoa

Età consigliata: 12 mesi e oltre

Ingredienti:

200g di tofu, tagliato a cubetti

1 tazza di quinoa

1 tazza di verdure miste (come piselli, carote e mais)

Olio d'oliva

Procedimento:

Cuoci la quinoa seguendo le istruzioni sulla confezione.

In una padella, scaldare un po' di olio e aggiungere il tofu. Rosolare fino a doratura.

Aggiungi le verdure miste. Cuoci fino a che le verdure sono tenere.

Servi il tofu al curry sopra la quinoa cotta.

Ricette Vegane (Dolci):

Purè di Banana e Avocado

Età consigliata: 6 mesi e oltre

Ingredienti:

1 banana matura

1/2 avocado maturo

Procedimento:

Schiaccia bene la banana e l'avocado insieme fino a ottenere un purè omogeneo.

Ricetta Vegana: Riso Integrale con Asparagi

Età consigliata: 8 mesi in su

Ingredienti:

1 tazza di riso integrale

1 mazzo di asparagi freschi, lavati e tagliati a pezzetti

1 cucchiaio di olio d'oliva

2 tazze di brodo vegetale

Procedimento:

In una pentola, scaldare l'olio d'oliva a fuoco medio. Aggiungere il riso e tostarlo leggermente per un paio di minuti.

Aggiungere gli asparagi tagliati e mescolare per qualche minuto.

Aggiungere gradualmente il brodo vegetale, un mestolo alla volta, continuando a mescolare.

Abbassare la fiamma, coprire la pentola e lasciare cuocere il riso e gli asparagi per circa 15-20 minuti, o finché il riso è cotto e l'asparago è tenero.

Assicurarsi che tutto il liquido sia assorbito e il riso sia morbido.

Aggiustare di sale secondo i gusti e età bambino, anche se loro possono fare a meno del sale.

Servire caldo come un delizioso piatto principale.

Ricetta Vegana: Torta di Pere e Cioccolato

Età consigliata: 12 mesi in su

Ingredienti:

2 pere mature, sbucciate, denocciolate e tagliate a pezzetti

1 tazza di farina di avena

1/4 di tazza di cacao in polvere

1 cucchiaino di lievito in polvere

1/4 di tazza di zucchero di cocco o sciroppo d'acero

1/4 di tazza di olio di cocco fuso

1/2 tazza di latte di mandorle (o un altro latte vegetale)

Estratto di vaniglia q.b.

Procedimento:

Preriscaldare il forno a 180°C e rivestire una teglia da forno con carta da forno.

In una ciotola, mescolare la farina di avena, il cacao in polvere e il lievito.

In un'altra ciotola, mescolare le pere tagliate a pezzetti, lo zucchero di cocco o lo sciroppo d'acero, l'olio di cocco fuso, il latte di mandorle e l'estratto di vaniglia.

Unire gli ingredienti secchi e umidi e mescolare fino a ottenere un impasto omogeneo.

Versare l'impasto nella teglia preparata e livellare la superficie.

Cuocere in forno per circa 25-30 minuti, o finché uno stuzzicadenti inserito nel centro della torta esce pulito.

Sfornare e lasciare raffreddare prima di tagliare a fette e servire.

Muffin al Cioccolato e Banana senza glutine

Età consigliata: 12 mesi e oltre

Ingredienti:

1 tazza di farina di avena senza glutine

1 cucchiaino di lievito in polvere

1/4 di tazza di cacao in polvere

1 banana matura, schiacciata

1/4 di tazza di olio di cocco fuso

1/4 di tazza di sciroppo d'acero

1/4 di tazza di latte di mandorla

Procedimento:

Preriscalda il forno a 180°C e prepara uno stampo per muffin con pirottini.

In una ciotola, mescola la farina di avena, il lievito e il cacao in polvere.

In un'altra ciotola, mescola la banana schiacciata, l'olio di cocco fuso, lo sciroppo d'acero e il latte di mandorla.

Unisci gli ingredienti umidi agli ingredienti secchi e mescola fino a ottenere un impasto omogeneo.

Distribuisci l'impasto nei pirottini e cuoci in forno per circa 15-18 minuti o fino a quando uno stuzzicadenti esce pulito. Lascia raffreddare prima di servire.

Ricette Senza Glutine (Salata):

Risotto di Verdure al Cocco

Età consigliata: 8 mesi e oltre

Ingredienti:

1 tazza di riso senza glutine

1/2 tazza di latte di cocco

Verdure miste a piacere (come zucchine, carote e piselli)

Brodo vegetale senza glutine

Olio d'oliva

Sale q.b

Ricette Senza Glutine (Dolci):

Brownies di Fagioli Neri al Cioccolato vegetariano

Età consigliata: 12 mesi e oltre

Ingredienti:

1 lattina di fagioli neri, sciacquati e sgocciolati

1/4 di tazza di cacao in polvere

1/4 di tazza di sciroppo d'acero

1/4 di tazza di burro di arachidi (o altra crema di frutta secca)

1 cucchiaino di estratto di vaniglia

Pizzico di sale

Pepite di cioccolato senza glutine

Procedimento:

Preriscalda il forno a 180°C e rivesti una teglia quadrata con carta da forno.

In un frullatore, mescola i fagioli neri, il cacao, lo sciroppo d'acero, il burro di arachidi, la vaniglia e il sale fino a ottenere una crema liscia.

Aggiungi pepite di cioccolato e mescola con cura.

Versa l'impasto nella teglia preparata e livella la superficie.

Cuoci in forno per circa 20-25 minuti a 180° o fino a quando un inserimento con uno stuzzicadenti esce leggermente umido.

Lascia raffreddare prima di tagliare in quadretti.

Pancake di Banana e Mandorle

Età consigliata: 12 mesi e oltre

Ingredienti:

1 banana matura

1/2 tazza di farina di mandorle

1 uovo (o sostituto vegano, se necessario)

1/4 di tazza di latte di mandorla (o altra bevanda vegetale)

1 cucchiaino di olio di cocco fuso

1 cucchiaino di lievito in polvere

Procedimento:

Schiaccia la banana fino a ridurla in purea.

In una ciotola, mescola la farina di mandorle e il lievito in polvere.

Aggiungi l'uovo (o sostituto), il latte di mandorla e l'olio di cocco fuso alla purea di banana. Mescola bene. Unisci gli ingredienti secchi agli ingredienti umidi e mescola fino a ottenere un impasto omogeneo. Scalda una padella antiaderente e cuoci i pancake fino a quando appaiono delle bollicine sulla superficie. Poi girali e cuoci dall'altro lato. Servi i pancake con frutta fresca o sciroppo d'acero senza glutine.

Con queste nuove lezioni, consigli e ricette, il viaggio attraverso la Terra dello Svezzamento giunge al termine. Ricorda che il cibo è molto più di una semplice nutrizione: è un'opportunità per esplorare, imparare e connettersi con il mondo che ti circonda.

<u>*Se pensi che questo libro ti sia piaciuto e ti abbia regalato delle bellissime emozioni, ti chiedo solo di dedicare pochi secondi a lasciare una breve recensione positiva su Amazon! Grazie Viola Costa*</u>